NEW CLASSIC SERIES

# 人と心の理解

柏木哲夫著

いのちのことば社

# 改訂新版序文

一九八一年、筆者四十二歳の時に、『人と心の理解――精神神経科医のアプローチ――』初版を出版しました。三年間のアメリカへの留学を終え、一九八四年淀川キリスト教病院にホスピスを開設し、ホスピス医としての働き四十年を経て、現在八十五歳に至っています。その間、「病む人のことばにしっかりと耳を傾ける」ことが、治療の大原則であるということは今も変わっていません。本書が今も多くの人々に読まれ、悩み、苦しみの理解と軽減に役に立っているというありがたい報告をいただいています。

旧版の「はじめに」に、以下のように記しました。

本書は二部から成り立っています。第一部の「人の一生と人間理解」では誕生から死に至るまでのそれぞれの年代の特徴、年代特有の問題、年代の生き方などについて述べました。第二部の「人間関係の理解」では、家庭における夫と妻、母と子、父と子の関係とともに一般社会における人間関係について述べました。

人間を理解することは容易なことではありません。理解する方法や立場も様々です。私は本書の中で、クリスチャンの精神科医として、人間を信仰と精神医学の接点の部分で理解しようと努力しました。人間は身体的・精神的・社会的・霊的存在です。真の人間理解はこの四つの面を総合的に、すなわち全人的に見ることによって初めて可能になります。本書において、不十分ですが、そのことを目指したつもりです。皆様のご意見を聞かせていただければ幸いです。

人間そのものや人間関係に関心をもっておられる方、人の救いに重荷をもっておられる方の参考に少しでもなれば感謝なことです。

「人の一生と人間理解」の章の「老い」の部分を書いたときには、私自身まだ若く、身をもって老いを実感するには至っていなかったというのが正直なところです。また、この四十年間に日本の高齢化は急速に進みました。そして、ホスピス医として死を目前に悩み、苦しみ、闘っておられた多くの方々のお姿から学んだ「死」についての経験を、旧版では十分に表現できていませんでした。

「老いと死」は人間理解にとって、欠かすことのできない重要なテーマであることを認識し、このたび、「いのちのことば社」から、改訂新版出版のお話をいただき、「老い」と「死」の部分を現在の視点で補充することにしました。特にホスピスケアは、旧版の出版以降、筆者の主な仕事となり、多くの経験をしましたので、そのことを、本書改訂新版を通して皆様にお伝えできればと願っています。

また第三部の「出会いの恵み」は、五人の先生がたとの出会いについて『クリスチャン新聞』に二〇二四年四月から八月にかけて掲載したものです。若い時に信仰を与えられ、私の人生を大きく方向づけ、神様からの使命である全人医療、ホスピスの働きに全力を注ぐことを可能にしてくださった恩師との出会いは、まことに奇しい主のお導きであったことをここに深く感謝し、この改訂新版に収載しました。

そのほか、時代の変化に伴い、ところどころ手を加えたことも述べておきたいと思います。

柏木哲夫

# 目次

# Ⅰ　人の一生と人間理解

# 1　人生における各年代の特徴

人生における各年代の特徴について、クリスチャンの精神科医として精神医学と信仰の面からとらえてみたいと思います。

## 人生の季節

スイスの医師ポール・トゥルニエは、次のように年代の区別をしています。

春　０歳〜二十歳　　準備の期間
夏　二十歳〜四十歳　活動の期間
秋　四十歳〜六十歳　収穫の期間
冬　六十歳〜八十歳　成熟の期間

さて春は、自分はどういう人間になろうかと考えたり、将来や仕事のことについて準備したりする時期です。日本ではいわゆる学生時代にあたります。夏は、春に準備したことを基にして活動する時期であり、ある人は社会で活動し、ある人は結婚、出産、育児に携わる時期です。秋は、夏の活動の結果を収穫する時期です。冬は、冬枯れのように寂しくなる時ではなく、人生の中で一番の「成熟期」であると、トゥルニエは名づけています。特に、霊的に成熟する時期です。

私たちは、それぞれどこかの時期に属しています。けれども、ここに大切なことがあります。たとえば、秋から冬にかけての時期にいる人は、子どもが春の時期を迎えているので、春について知る必要があります。夏や秋にいる人も、次に迎える冬を知っておかなければなりません。

これから、各季節の問題として次のようなことを扱っていきたいと思います。

春期では、児童の理解、思春期の理解について述べます。特に夏期にある人は、春期にある子どものしつけ、教育について正しい理解をもっていなければならないからです。また、思春期は特別な問題を含んだ時期です。社会全体としても、不登校、暴走族、非行等に現れる思春期の問題は複雑な要素を含んでいます。ですから、クリスチャンとして思春期に対して理解することは大切です。

夏において、大切なこととして結婚生活もあります。

秋には、年齢的にも社会的にも重要な位置を占めることになり、それにつれてストレスも増え、うつ病などにかかりやすくなります。そこで、うつ病と心の健康について、さらにたましいの健康についても触れたいと思います。

冬期には、老いの問題があります。老いの問題は、若い人には関係ないと思えるかもしれませんが、決してそうではありません。自分の家庭や教会にいる高齢者への理解も大切です。それに自分もやがて高齢者になっていくのですから、若いうちに老いの問題を学んでおくことが大切です。最後に、死の問題を扱います。老いは、あるいは避けることができるかもしれませんが、死は避けられません。

私は、死をある意味で大きな恵みであり、安きに入る道だと考えています。キリストのもと（天国）に行くのですから、死は、クリスチャンにとっては新しい世界への旅立ちです。悲しいつらいことですが、すべての終わりではないのです。

## 各季節の特徴

春は準備の時期です。どのような人生を送るかはこの準備の時期にかかっていますから、とても大切な期間です。特に思春期は大切です。この時期にする決断が人の一生に大きく影響を与えます。信仰の決断がこの春の時期になされるとき、それはその人の夏の活動、秋の収穫に特色を与えます。

夏以後に重点を置いて、少し詳しくお話ししましょう。

夏の一番大きい特徴が活動の時期であるということは、先に述べたとおりです。もう一つの特徴は、夏は量的価値観をもつ時期であるということです。自分がどれだけのことができるかに価値を置きたいし、また置くことができます。

私は、三十代の後半に量に挑戦する思いをいだいて、無謀な決心をしたことがあります。依頼された講演を断らないという決心ですが、一年間で疲れ果ててしまい、これは神様のみこころではないと思いました。

秋を迎え、考えてみると、夏に成功したと思っていたことが、あまり良くなかったと感じることがあります。これまで量的価値観に縛られて、自分を痛めつけていたことがわかってきます。秋は、それまでの生き方を少し振り返って、これからどういうものを自分のものとして収穫していけばよいのかを考える時期です。

クリスチャンにとっては、主のみこころ、つまり自分に対して神様がどういう計画をもっておられるのかを問いながら生きていくことが大切です。外部からのリクエストが多すぎると、自分が取るべきものを選択しなければ、心身がもちません。何が主のみこころかということを見極めるのは、いつも戦いです。なぜなら、霊的・精神的・身体的にいつも高い状態にないと、本当の「主にある選択」はできないからです。引き受けるべきことを肉的な心から断ったり、引き受けなくてよいことを打算で引き受けてしまう誘惑もあります。

冬は、質的価値観をもつことのできる成熟の時期です。六十歳を過ぎると、自分はどれだけのことができるかは大きな問題ではなくなり、現在、自分がどういう人間かという質が問題にされます。冬を迎えたとき、「神に喜ばれる質をもった自分だ」と完全に思える人は、非常に傲慢な人か、本当にイエス・キリストに近い人でしょう。「まあまあ、自分はこれで良いだろう」という質的価値観をもつためには、夏に十分活動をし、秋に十分収穫をする必要があります。

「主にある選択」を誤ると、冬になって質的価値観の質が低下してしまいます。このあたりに難しさがあります。

## 人生の節《ふし》

春夏秋冬は、どれも大切で、ないがしろにできません。しかし、ここで特に人生の節を考えてみたいと思います。

二十歳　まず、成人式を迎える二十歳に一つの節があります。

四十歳　これは、実に節だと実感します。私も、二十九歳から三十歳になったときよりも、三十九歳から四十歳になったときに自分の年齢を非常に意識しました。

六十歳　五十九歳から六十歳になるときも、おそらく、四十九歳から五十歳になるときより大きな心の変化があるでしょう。

このほかにも、もっと小さな節や重要な節がたくさんあります。まず、出産は大きな節です。

今まで母の胎内で守られていた赤ちゃんが、一度に空気中に放り出されます。また、父母きょうだいという非常に温かい雰囲気の中から、初めて集団生活に入る幼稚園の時も節です。母子分離がうまくいっていない子どもにとって、幼稚園入園の際に集団に入っていくことは大変なストレスになります。中学、高校入学も節ですが、学業を終えて社会に出るとき、どういう仕事に就くかは大きな節です。

結婚するとすれば、だれと結婚するのかを決めなければなりません。

夫婦だけの生活から子どもが生まれると、今までとは大きく違います。特に男性にとって、それまで受けていたサービスの半分が子どもに取られます。子どもが巣立つと、今度は夫婦二人きりという節が来ます。アメリカでは、「エンプティ・ネスト・シンドローム」(empty nest syndrome) という病名があるくらいです。これは、巣が空になるために起こる寂しさ、憂うつなどの症状です。多くの場合、母親に起こります。

次に、夫婦のうち、どちらかがひとりきりになるという節が来ます。最後の節は死です。節々はみな、なんらかの決断をしなければならないところです。

私の今までの一番大きな節として、イエス・キリストとの出会いがあります。そこにおいて、神様を信じるかどうかの大きな決断を求められました。信じる決断の後は、自分の決断ではなく、神様が共にいて、どのような決断をすればよいのかを示していただくわけです。そして、そうすることに喜びを感じられるようになるのです。私自身がクリスチャンになってとても良かったと思うのは、自分で一生懸命決断しなくても、祈り深く進んでいけば、神様が決断しやすいように道を開いてくださるということです。もう一つは、そうしていけば、神様が、肉的な心で進みたいと思っていた道をきれいに閉ざしてくださることです。振り返ってみると、それが恵みであることがわかります。

## 喜びの人生

私たちは、春夏秋冬をどのように過ごしていけばよいでしょうか。聖書の詩篇から多く教えられることがあります。一言でいえば、「喜びをもって一生を過ごす」ということでしょう。私はよく、自分と子どもたちとの関係を神様と私との関係に置き換えてみます。子どもたちが活き活きとして楽しそうなら、親としてこれほど喜ばしいことはありません。ところが、しょぼくれて元気がなく、ぐずぐずしていると、心配になります。それと同じ関係が、私たちと神様との間にあると思います。

「これは主が設けられた日。
この日を楽しみ喜ぼう。」(詩篇一一八篇二四節)

これは私の大好きな聖書のことばです。今日が、明日が、一日一日が主が設けられた日なのです。神様は、きょう一日をしょぼくれて過ごすためではなく、喜び楽しむために与えてくださいました。肉的に楽しむためではなく、神様に対して喜びの声をあげ、信仰生活を楽しみ、神様との交わりや兄弟姉妹との交わりを楽しむためです。

三年ほどアメリカにいて私は、アメリカのクリスチャンたちの生活と私たち日本のクリスチャンの生活との間に存在する違いを感じました。日本人は、喜び楽しみ方が足りないし、まだ下手だと言えるでしょう。アメリカのクリスチャンは、私たちよりずっとクリスチャン生活をエンジョイしているように思います。

詩篇から二か所、見てみましょう。

「私はいつも　主を前にしています。
主が私の右におられるので
私は揺るがされることがありません。／
それゆえ　私の心は喜び
私の胸は喜びにあふれます。
私の身も安らかに住まいます。」（詩篇一六篇八―九節）

このみことばは、主をそっちのけにして本当の喜び、楽しみは来ないと教えています。ここで、二つの喜びがあると思います。救われている喜びは、何にもまして嬉しいことです。それから一歩前進して、救いの喜びに支えられて神様に仕える喜びがあります。この中には、人々に仕えることや仕事や伝道することが入ります。

「全地よ　主に向かって喜びの声をあげよ。
喜びをもって主に仕えよ。
喜び歌いつつ御前に来たれ。」（詩篇一〇〇篇一―二節）
私たちに神様は、もっと喜びなさい、もっと喜んで生活し、喜んで仕えなさい、と盛んに教えておられます。私たちはもっと喜んでよいのです。

## 人生百年時代

二十一世紀に入り、英国のリンダ・グラットン、アンドリュー・スコットの『LIFE SIFT（ライフ・シフト）――100年時代の人生戦略』（池村千秋訳、二〇一六年、東洋経済出版）が注目され、日本でも人生百年時代に突入したと言われるようになりました。

人生の四季を百年で考えますと、春夏秋冬の各季節は二十五年程度になると言えると思います。どの国の若者も教育を受ける年数は長くなり。大人として成長するのに年数を要するようになりました。また社会的に活動する夏の期間も五十―六十歳程度になり、冬に向かう時期も健康寿命が長くなり、七十代後半になってきているという現実を考慮するならば、人生百年の四季もうなずけるように思います。

## 2　人間の特殊性

「神である主は、その大地のちりで人を形造り、その鼻にいのちの息を吹き込まれた。それで人は生きものとなった」（創世記二章七節）。

人間は神様によって造られた、とクリスチャンは信じています。しかし、人間はだんだん進化したものだと信じている人も多くいます。私自身も、クリスチャンになる以前は、人間は猿から進化したのだろうと考えていました。人間が神様によって造られたことを私は今、信仰によって信じています。もしそれが事実であれば、いろいろな科学的裏づけによって証明されるはずです。その一つとして、医学的に人間が非常に特殊なあり方をしていることがあげられます。

### 人間と動物の子どもの比較

数年前に、「野生の王国」という動物たちの記録をテレビで見ました。そのとき初めてキリンのお産を見て、感動しました。キリンは四本の脚を踏ん張って、立ったままでお産をします。母親から生まれる子どもは、一・五メートルくらいの高さから落ちます。この落ちることが大切なようです。ドスンと音がするくらいの刺激によって、子どもが産声をあげます。母親が産湯をつかわせる代わりに子どもをきれいになめてやると、驚いたことに、子どもはお産の後二十分くらいで立ち上がって、母親の乳を吸い出します。そして、小一時間もすると、走り回るようになります。

人間とは大きな違いです。人間の赤ちゃんが立ち上がって母親のあとを追いかけるのには、約一年かかります。

また、同じ「野生の王国」で、猿がどんなに人間と違っているかを見ました。猿の子は、生まれて間もなく母親のお腹にしがみつきます。皆さんも、小さい猿が懸命に母猿のお腹や背中にしがみついているのを、動物園などでご覧になったことがあるでしょう。人間にそれだけの握力が出てくるのには、小学生くらいまでかかるかもしれません。

この一つのことを取ってみても、とてもあの猿から人間が進化したとは考えられません。そういうことを克明に研究している人に、スイスの生物学者アドルフ・ポルトマンがいます。著書に『人間はどこまで動物か』(岩波新書)があります。この本の中に、人間と動物の違いについてとても興味深いことが書いてあります。この本の内容と私の体験とを要約してお話ししましょう。

## 就巣性動物と離巣性動物

人間と他の動物がどのように違っているかは、生まれてから一年間のことでよくわかります。ポルトマンは、あらゆる動物を二つに分けています。

㈠ **就巣性動物（長い間、巣についている性質をもつ動物）**

小鳥（生まれたとき、目が見えないし、羽も生えていない）、カンガルー、ねずみ（目が見えないので、親の世話が必要）、うさぎ、イタチなど。

私は、ハムスターの子どもを実際に観察したことがあります。なかなか目が開かなくて、手足をぱたぱたさせていました。母親から遠ざかりかけると、母親はくわえて自分のところへ戻して、乳を吸わせます。生まれたとき、母親がいなかったらすぐに死んでしまうでしょう。このように、就巣性の動物は非常に未熟な状態で生まれてきます。

㈡ **離巣性動物（すぐに巣を離れる動物）**

キリン（この典型で、生み落とされるとすぐに親と同じような行動を取ります）、象、牛、馬、猿、大きな哺乳動物の全部。

この二つの動物の違いを表にまとめてみると、次のようになります（前掲書、三〇頁参照）。

| | 体の構造 | 子の数 | 妊娠期間 |
|---|---|---|---|
| 就巣性 | 簡単 | 多い（たとえば五〜二十二匹） | 短い（たとえば二十〜三十日） |
| 離巣性 | 複雑 | 少ない（一、二匹） | 長い（五十日以上） |

## 人間の特徴

人間は、母親に長いこと世話になるということでは就巣性、完成した状態で生まれてくるということでは離巣性です。

人間の赤ちゃんは、普通考えられているよりもずっと発達した状態で生まれてきます。本当は歩いてよいのです。けれども、からだを支えるということに関しては、全く能なしです。手足の筋肉、神経の数、成熟の度合いは、他の動物と同じか、あるいはそれよりも進んでいるにもかかわらず、歩くことをしません。そこに大きな特殊性があります。

一つの原因は、頭が大きすぎることです。赤ん坊のキリンは、カメラでズームアップすると、そのまま母親のキリンの姿になります。親と子は相似形です。ところが人間の赤ちゃんは、母親をそのまま縮めた形ではありません。母親がだいたい八頭身とすると、子どもは四頭身くらいです。

神様によって、私たちは特別な頭を与えられました。考え、神様を知ることができる頭です。そのために、大きくなかったら困るのです。この一つのことからも、人間の赤ちゃんが猿から進化したのでなく、神様が特別に造ってくださったことを知ることができます。

## 生理的早産

人間は生後一年経って初めて、他の哺乳類（キリンや象）が生まれたときの発育状態（たとえば、自由に歩くこと）に、ようやくたどりつきます。そうだとすれば、人間を他の哺乳動物並みに考えると、人間の妊娠期間が現在より約一年延ばされて約二十一か月になるはずです。そこでポルトマンは、「人間は一年間の生理的早産をした」と言っています（六二頁参照）。もし人間が単純な就巣性の動物であれば、誕生時には身体的にもっと未熟な状態であるはずです。また離巣性の動物であるなら、もっと胎内にいて発達するまで待ち、生まれたときにはもう歩くはずです。

すなわち、人間は「就巣性の誕生時の状態に相当する段階を母胎内で経過していく。したがって、誕生の瞬間に、その発達ははるかに進んだ段階に達していることになる」（三九頁）のです。

類人猿の体重の増加をグラフで見ると、次第次第に大きくなるカーブです。単調な増加です。ところが人間の体重のカーブでは、生まれてから一年の間に急速な増加が見られます。これだけでも、猿と人間とは全く異なっていて、人間が猿から進化したとは考えられません。

このように人間は、類人猿や他の哺乳動物と全く異なる特徴を備えています。私は、神様が人間をこのように特別に造られたのだと思っています。

## 生後一年の特殊性

なぜ人間は特別な状態で一年間を過ごすかについては、聖書にも書いていないので推測の域を出ません。

生まれてから一年間は、人間は動くことに対して「能なし、受身、自我がない」のです。自我が出てくるのは八か月目くらいからです。歩きだすと、一度に自我が出てきます。小さいうちは身体的にお腹がすいたり、おむつが濡れたりすると泣きますが、一歳を過ぎると、精神的に悲しいから泣くようになります。

生後の一年間は自我という垣根がないので、周りの人、特に母親の心の状態がそのまま赤ちゃんの心の中に入ります。母親がいらいらしていると、それが子どもの中に入っていきます。また、ゆったりした平安な気持ちでいると、それが子どもの中に入っていくのです。

子どもが良い育ち方をしているかどうかは、次の三つのことからわかります。

(1) よく眠る

(2) よく食べる（乳を飲む）

(3) 排便が規則的である

人間の一生はこの一年間に決まるという学者がいるほどです。母親が、その子の誕生を喜び、平安な気持ちをもっていつくしみながら育児をしていると、その子の中に平安がそのまま入っていきます。そして、母親との間に信頼が生まれます。アメリカの発達心理学者E・H・エリクソンは、子どもが親にもつこの信頼を基本的信頼（basic trust）と呼んでいます。それが確立されたなら、その後に反抗期やほかの何があったとしても、子どもはうまく育っていきます。

ところが、生後の一年間に家庭問題などで母親がずっといらいらした状態にあり、子どもに本当の愛情を注ぐことができないとします。すると、いらだちや不安が子どもの中に入り、基本的不信感が子どもの中に生まれるのです。思春期に現れる問題のもとが、初めの一年間くらいにあるのではないかという意見の人もいます。

ノイローゼは人間にしかありません。その起源はひょっとしたら、初めの一年間にあるのではないかとさえ言われています。というのは、非常に興味あることに最近増えているうつ病の三大症状が、赤ちゃんが不安なときに出てくる三つの症状（不眠、食欲不振、便秘）と一致していることがあるからです。

救いに関する聖書のことばとして、「自我のない幼子のようになりなさい」（マタイの福音書一八章三節参照）というものがあります。

私自身の求道生活を考えてみても、知識、地位、財産、働き、名誉などのいろいろな垣根をつくっていました。しかしこれらを捨てて裸になったとき、初めて神様が心の中に入ってくださいました。このことを私たちに知らせるために、神様はわざわざ人間の子どもを生後一年間、特殊な状態に置かれたのではないかとさえ感じます。入院中の方の中にも、病気を通して地位や名誉などの垣根を捨て、幼子のような状態になっている人がいます。そういう人には、キリスト教の福音が入りやすくなっています。

人間がこのような特別な生まれ方をして、特別な発達の仕方をするというのは、明らかに人間は他の動物と異なって、神様が特別にご自分の姿に似せて造られたことの証拠であると思います。

## 3　児童の理解——春、その1——

春期を二つに分けて、ここでは春期の前半にあたる児童期を扱います。まず、どこまでを児童と呼ぶかですが、小学校六年生（十二歳）までが児童期であり、それ以後は思春期の始まりと見ます。（文科省でも、小学生を「児童」、中学生、高校生を「生徒」と使い分けています。）

あるとき、青森の友人から私の家にりんごが届きました。ちょうど妻は夕食のデザートを何にするかと考えていたので、それを見て、「ああ、ちょうどよかった。デザートはりんごにしましょう」と言いました。絵を習っていた次男は、その週に描くものを決めていなかったので、りんごを見た途端、「これがいい」と決めました。すると、そのとき偶然居合わせた青森県出身の友人が、「ああ、りんごか。故郷が懐かしいな」と言いました。同じりんごを見ながら、みな反応が違っていたのを私は面白く思いました。

このことから、私たち大人は児童の行動を見て、子どもの気持ちを考えずにかなり勝手な解釈をしているのではないかと思い当たりました。親として、また教会学校の先生として、子どもの心をどう理解したらよいのでしょうか。

たとえば、どこの教会学校でも非常におとなしい子がいます。あまりしゃべりません。その子に対して、教師の見方はそれぞれ違います。「あの子は本当におとなしくて、分級でも騒がないので、やりやすい」という意見があると思えば、「少しおかしいのではないか。もう少ししゃべらないと、心配だ」という反応もあります。

逆に、とてもおしゃべりで騒がしく落ち着きのない子がいます。そういう子どもに対しても、ある先生は、「活発で明るくて良い子だ」と言い、ほかの先生は、「どうも落ち着きがない。一生懸命話しているのに、聞いているのかどうかわからない。あの子は問題だ」と言います。

私たちは、子どもの行動に対していろいろな反応をします。けれども大切なことは、その子がなぜしゃべらないのか、あるいは、なぜあれほどよくしゃべるのかを、子どもの気持ちになって考えることなのです。

親に対して子どもが口答えをすると、「なんて、この子は生意気なのか」とか、「また、口答えをして」とか、すぐに親としての反応が出てきます。ところが、なぜそういう状態になるのかを子どもの心になって見ようとすることを怠ってはいないでしょうか。私たちは、子どもの気持ちを考える努力をしなければなりません。

## 児童の好み

子どもに人気のある教会学校の先生には、必ずその理由があります。ただし、小学下級で人気のある先生は高校生に人気がないことがあります。逆に、高校生には非常に良くても、小学下級をもっと全くだめという例もあります。年齢によって、子どもたちが先生に望む内容が異なってくるのです。このことは、親と子の間においても言えます。どういう親の姿を望むかが、年齢が進むにつれて異なってきます。いつまでも同じような接し方を子どもにしていてはなりません。

小さいときに、もっと成熟した行動をしてほしいという期待が大きすぎると、子どもの負担が増します。逆に、中学二、三年生になっているのに、まだあたかも小学生であるかのような扱いをすると、反発を買います。そこで教師は、各年代において、いったい教師や親にどういう姿が望まれているのかを知っておく必要があります。

教会学校や一般の学校について、どのような先生が子どもに好かれるかを調べた研究があります。子ども自身が先生を人格的に好きかどうかによって、同じことを一生懸命に教えていても、その伝わり方がずいぶん違うのです。子どもたちに好かれる先生のタイプをあげます。

㈠ **個人的特質に関して（小学校四―六年生が対象になっています）**

⑴ ほがらかでユーモアに富む

⑵ 優しくて温かい

(3) 正直
(4) えこひいきしない（公平）
(5) 責任感が強い
(6) 活発で、きびきびしている

## (二) 学習指導面に関して

(1) わかりやすく、上手に教える
(2) 面白い話とか、身近な例をあげて、学習の内容と結びつけられる

アフリカの宣教師から、アフリカでは雪がないため、罪が雪のように白くなる（イザヤ書一章一八節）と言ってもわからないということを聞きました。そこでは白を表すために鳥の羽根をもってこなければならないということです。やはり子どもの年齢に合わせて、たとえ話を話すことが必要です。イエス様も身近なたとえ話をなさいました。

(3) 教え方が真剣で熱心

そういう姿が大切です。人の話を聞くとき、一生懸命話している雰囲気が伝わらないと、一生懸命聞く気にはなれません。私も医学関係の集まりで、ときどき、何か熱心さの伝わってこない話を聞くことがあります。そのときは、耳をそばだてて聞く気にはなれません。しかし、あとで論文集などを見ると、素晴らしい話だったりします。

㈢ **生活指導面に関して**

(1) 子ども好きである

(2) 子どもの気持ちを理解しようとしている

(3) いつでも相談しやすい雰囲気をもっている

これらすべてを備えた先生は、現実にはなかなか存在しないかもしれません。

## 子どもと教師の関係の変化

㈠ **小学校低学年**

一言でいえば、この年代では、子どもは先生を「遊び相手」と考えています。もう少し年齢が下の幼稚園児では、この傾向がもっと強く見られます。彼らにとって、遊んでくれない先生は最低です。

この年代と接する先生は、子どもと一緒に遊ぶことが必要です。そのほかには、先生が「助けてくれる人」「学習指導者」であることを望んでいます。教師に依存的で、心の中を開放的に話します。出来の悪い先生でも、肯定的に「私の先生は良い」と見ます。例外はありますが、子どもは一般的に従順です。親や教師の言うことに対して、かなり忠実です。したがって、扱いやすい年代と言えます。

## ㈡ 小学校高学年

四年生くらいから、一つの変化が出てきます。小学校の高学年では、もう先生を「遊び相手」と考えなくなります。「助けてくれる人」という考えもかなりなくなって、「指導者」が残ります。また、「先生は訓育をする者」であるという気持ちをもつようになります。

そこで、必然的に低学年とは教師に対する態度が違ってきます。依存的なところから、先生は先生、私は私、というふうに独立的になります。今まで開放的であったのが少し閉鎖的に、従順であったのが少し反抗的に、忠実であったのが批判的なところも出てきます。

ときには、親の自尊心をぐさっと傷つけるようなことも言います。六年生くらいになると、「お母さんなんかに子どもを育てる資格ない！」などと、親が意気消沈するようなことも平気で言ってのけます。実際そう思っているのではなく、腹立ちまぎれに出てくることばですが、親としてはなかなかそう取れなくて、胸にぐさりと突き刺さります。

## ㈢ 中学生

中学生になると、先生と生徒との上下関係が崩れてきて、人間として対等な扱いを受けたいという気持ちが出てきます。親や教師がちょっと油断していると、親や教師に対して否定的気持ちが強く出る場合があります。

教師を異性として見ている場合もあるので、教師の側にそれが落とし穴となることがありま
す。特に若い女性が教会学校の中学生の教師になる場合には、この点に注意する必要がありま
す。

### (四) 高校生

教師と生徒との上下関係が崩れる、独立的になる、対等に扱ってほしいという気持ちが出てくる、教師、親に対して否定的になる、という中学生からの傾向がさらに強まります。教師に対して要求する内容が高度になります。厳しすぎるよりも寛大な教師、理知的でしまりがあって、人間味のある先生を望みます。

教会学校の先生を選ぶ場合、また自分がなる場合にも、自分のもっている特質がどういうものであるかを、よく見ていかなければなりません。牧師や教会学校の校長は、各学年の子どもが教師にどのような理想像を求めているのか知っておく必要があります。

## 児童への理解的態度

教師と児童、親と子の間の日常会話は、どういう態度で進めたらよいのでしょうか。会話を

聞いていると、いろいろな分類ができます。

### ㈠ 評価的態度

相手のことばに対して、良いか悪いか、正しいか正しくないか、適当か不適当か、有効か無効かなどを、大人が判断して、その評価を伝えていく態度です。何かしたとき、「そんなことしたら、だめじゃないの」と言うのは、これに入ります。この態度は、夫婦、親子、同僚の間でもよく見られます。

明らかにこの態度は、子どもを外から動かそうとするものです。

### ㈡ 解釈的態度

これも、日常生活の中で割合によく見られます。子どものことばに対して、「君がこんなことを考えるのは、この辺に原因があるのだろう。そうではないか」と解釈します。この解釈的態度は、私たち大人の間でもよくあります。「私の解釈ではあなたの問題はここに原因があるように思います」というような言い方です。解釈は、当たっている場合もあり、間違っている場合もあります。

解釈的態度もやはり、その人を外側から動かそうとする態度です。

㈢ **調査的態度**

子どもの問題に対して、もっと情報を集めて原因を探究しようとする態度です。「どうしてそんなことになるの。それで、あなたのお母さんはどう考えているの」などと聞き返して、調査します。

これも、外から動かそうとする態度です。

㈣ **支持的態度**

子どもに対して、「大丈夫だよ。心配しなくてよい。だれでも一度や二度そんなふうな気持ちになるものだ」と支持します。今までの態度はみな、外から働きかける態度でした。この支持的態度になって初めて、子どもの心の外壁にまで到達します。「君だけの悩みでなく、皆、そんな悩みをもっている」と。けれども、これまで述べた四つの態度のどれも子どもの心の中には入っていないのです。

㈤ **理解的態度**

子どもの心の中に入る態度を、仮に理解的態度と呼びます。

あることばを発した子どもの気持ちがどのようなものなのか、先生はそれをぜひ自分も理解したいと思っている、と子どもに伝えていきます。「君の悩みはこういうことなんだろう」と、もう一度投げかけてあげる態度です。

ときどき、教会学校にポツンと来なくなる子どもがいます。重荷に思って、いつも祈っているその子どもと道でぱったり会ったとします。「どう、このごろ。」「先生、もう何か教会学校に行きたくないの。」次に教師がどういうことばを発するかによって、様々な態度に分類されます。

「そんなこと言わないで、頑張らなければだめじゃないの」（評価的態度）。

「ははーん。この前、ぼくがだいぶきつく叱ったからかな。きっとそうなのだろう」（解釈的態度）。

「なんでそんな気持ちになるの」（調査的態度）。

「まあだれでも、長いこと教会へ来ていて、一度や二度はそういう気持ちになることがあるよ」（支持的態度）。

さて、「理解的態度」には、いろいろな言い方があると思います。「ああ、そう。教会学校はもう行くのいやだなあ、という気持ちがするのね」（そうしたら必ず、その子はことばを続けます）。その後、「それで？」ということばを付け加えたらよいのです。教会学校へ行きたくないというその気持ちを、ほかのことばでもっと正確に出させることが大切です。子どもは自分のことばでもう少し言うでしょう。それをまた不自然でない程度に繰り返して、同じことばを投げ返すと、会話が進みます。

「そんなこと言わないで、頑張らなければだめ」と言ったら、会話は途切れてしまいます。その態度は、コミュニケーションをストップする役割を果たします。そういう意味で、理解的態度を取ることは非常に大切です。

以上、この年代の子どもへの理解の重要さと、子どもに対するいろいろな態度について述べましたが、大人にとって最も大切なことは、大人の枠組みをはずして子どもの立場に立って、子どもの心を理解しようとする姿勢です。

## 4　思春期の理解——春、その2——

### 思春期の範囲と特徴

十三歳から二十歳までの期間を、発達心理学的には次のように分けています。

十三歳—十四歳　前青年期
十五歳—十六歳　青年前期
十七歳—十八歳　青年中期
十九歳—二十歳　青年後期

思春期（前青年期〜青年中期）
青年期（青年前期〜青年後期）

このうち、初めから三つ目までが思春期に入ります。中学生から高校生までの時期です。

最近新聞を見ていると、中高生の自死の記事がよく出ています。

自死には、学校教育の矛盾や社会の変化など、いろいろなことが原因となっています。その中で、家庭内の親子関係は重要な位置を占めていると思います。

クリスチャンは、ともすれば現代社会のどろどろした嫌な面から目を逸らす傾向があります。しかし、中高生をよく理解するためには、現代の日本において彼らがどのような問題に直面しているのかをよく知っておかなければなりません。私たちが接する若いたましいは、現代社会の中でもまれています。中高生の場合には、クラブと学習生活や教会生活との両立が、大きな具体的問題になっています。教師も親も、中高生がもっている問題を、現代の日本の社会という舞台の上で見る必要があります。

思春期は、昔から「危機の時代」と言われています。その危機は、思春期を迎えている「個人と周りの世界との密接な結合の断絶化、または不安定化」と定義されます。

個人と周りの世界との密接な結合の断絶化が危機なのであれば、たとえば、病気になることは大きな危機状況に身を置くことになります。病気で入院する場合には、慣れ親しんだ家族や職場の同僚との人間関係から離れて生活することになるからです。自分の慣れ親しんだ環境との断絶化が起こるからです。

子どもが家庭という安定したところから初めて集団に入るのは、幼稚園入園の時です。このとき、家庭環境との結合が断絶します。四十人くらい子どもがいるとしますと、たいてい、二、三人が泣き叫びます。その子どもにとっては、集団の中に入っていくことがまさに危機状況だからです。

思春期がなぜ特別の危機状況かといえば、この時期特有の様々な断絶化が起こるからです。次のような大きな三つの断絶があります。

㈠ **からだの変化**

女性の場合、初めて月経を経験することは非常な驚きでしょう。男性も、声変わりによって不安になることもあります。これまでの子どもらしいからだに大人の特徴としての変化が現れ始め、それはこれまでのからだとの断絶として経験されます。

㈡ **心の変化**

思春期になると、周りの大人が自己中心的な行動を許してくれなくなります。「もう中学生なのだから、そんな子どもじみたことを言うものではない」などと、先に述べた評価的態度を取るようになります。自己中心的な行動をやめて協調的な行動を取るよう要求され、そうしなければならない状況に置かれます。それにつれて、自分の心の状態を変化させる必要が出てきます。子どもの心から大人の心への変化です。これが一種の断絶や不安定さにつながります。

㈢ **依存から独立へと進まなければならない状況に置かれる**

思春期には自我の目覚めが起こり、精神的に親から独立していかなければなりません。これまで親の保護の下で安心して親に依存できていたのが、自分でも、また周りの状況からも、一人の人間として独立していかねばならないという状況に身を置くことになります。これも断絶をもたらします。

依存から独立への変化の中で一番問題になるのは、進路の決定です。自分がどんな人間になるのか、どこの学校へ行って、何の職業に就くのかという自己決定を迫られます。

ここで、日本特有の問題があります。このことが如実に出てくるのは、高校二年生くらいからです。この日本の特殊な状況の中で、高校生は一つの発見をします。それは、自分が親と一緒にレールを敷いてきたのではなかったという発見です。親が子どもに相談しないで、親なりのレールを敷いている場合が多くあります。二、三の例をあげてみましょう。

この間、頭痛と吐き気を訴えて、小学四年生（女子）が病院に来ました。母親とその子どもからよく話を聞くと、その子は驚くべき生活をしていることがわかりました。毎週、ピアノ、習字、そろばん、英語、バレエ……など、八つも塾に通っていたのです。日曜日に二つ行き、あとの日は一つずつです。母親は、「全部この子が選んだのです。行きたいと言いますから、やらしています」と話しました。けれども、なおよく聞いてみると、母親が望んでいて、子どもはそうすることによって母親を喜ばせようとしていただけだったのです。

ある東京の幼稚園で、年長組の園児の一人に、園長先生が「どこの小学校へ行くの」と聞きました。「K小学校」という答えでした。それから次々に、「K中学、H高校、T大」と答えていきました。「T大を卒業してどうするの」と聞きますと、「ダンプの運転手になるんだ」と答えたそうです。そこで本音が出たので、やっと先生は安心したそうです。

私も医者ですが、医者の息子に問題が多いことを見聞きします。本人は少しも医者になりたくないし適性もないのに、親が期待をかけています。思春期になって自分の進路を自分で選択しなければならない時が来ます。その時、はたと自分が、今まで親が敷いてきたレールの上を走ってきたことを発見するのです。

そこで問題となるのは、年齢的に十分反発できるだけの成熟さを思春期の人が持ち合わせていないことです。親に向かって、「お父さんはどう思うかわかりませんが、私は自分の適性はこうだと思います。ですから私はこの道へ進みます」と、はっきり言える子どもは何人いるでしょうか。「親は人生の経験者で年上だから、親の言うことを聞いておくほうがまあまあ安全かなあ」という気持ちが一方にあります。もう一方では、親の言うことを聞いていたら大変なことになるという不安があるのです。

ですから、小学校くらいのうちから、親と子どもが共にレールを敷くという作業をしなければなりません。一緒に考える態度を取っていかなければならないのです。子どもがはたと気づいたときには、親が勝手に敷いたレールの上を歩かされていたという状況だけは作りだしてはなりません。いろいろな思春期の人の悩みを聞いていて特に感じるのはそのことです。

## 情動面の特徴

### (一) 不安になりやすい

思春期に不安が高まる二つの理由があります。第一は、強い性的な衝動が起こってくることによる不安です。性衝動は、自分の意志でどうしようもない力として内部から湧いてきます。それは、受験を控えた高校二、三年生ころ一番高まります。

第二の理由は、依存から独立へと進む精神的社会的変化のゆえです。自分は独立しなければならないのに、それだけの実力がない。依存していたいが、そうしていてはいけない。独立したいが、独立するのも不安だという端境期《はざかいき》にあるために不安傾向が高まります。

### (二) いろいろな刺激に対して過敏

これにも二つの理由があります。身体的エネルギーが高まることと、心的緊張が高まることです。昔から「箸が転んでも笑う」と言われているのも、思春期の刺激に対する過敏性の表れです。

人にちょっと言われたことで、大きな劣等感をもつ場合があります。たとえば女性の場合、容姿について一言言われただけで、病的な状態に落ち込むことがあります。ことばという刺激に対して過敏になっています。

それは、自意識が過剰になるところにも表れます。自分が人からどう思われているか、どう見られているかに対して特に関心が強くなります。

## (三) 感情の両価性

感情の両価性とは、相矛盾する心の状態が同時に存在することで、英語ではアンビバレンス(ambivalence)といいます。

なぜそういうことが起こるかというと、いわゆる身体的エネルギーが大きくなり、心的緊張が高まることに関係して、何に対しても反応量が多いからです。ちょっと言われたことで劣等感の虜になるかと思えば、その一方で、なぜそんなにはしゃがなければならないのかと思うほど、少しほめられただけで有頂天になります。統制力が未熟なために、そういう自分の心の状態を統制しにくく、どうしても感情の両価性が出てきます。

たとえば、思春期にある若者は非常に尊大であるかと思うと、劣等感をもっています。依存的で甘えがあるかと思うと、自負心があります。親に対して非常な親愛の情をもつとともに、親を軽蔑的なまなざしで見ます。本人はあまり自分が矛盾しているとは思いません。先輩や教師に対して、尊敬の気持ちがあると同時に反抗的な気持ちがあります。

純粋な愛情に憧れるかと思えば、肉欲的な行動に出ることがあります。ふとしたことで前途洋々たる希望をもつかと思えば、ちょっと挫折すると絶望的になります。

また、孤独への希求と集団帰属への願望をあわせもっています。

暴走族の親の一人が、「あの子は非常に孤独を愛する子でした。家の近くにある池のほとりで、夕方よく水面を見ていました。なぜうちの子が、ああいうことをしたのかわかりません」と語ったのを聞いたことがあります。ひとりぼっちで孤独を愛するその同じ青年が、同じ世代の青年と集団的な暴走をしているのです。

## ㈣ 性急さ

一つの物事の結果が不明確であることが不安で、その時間に耐えることができません。それで、短絡反応（short cut）を起こしやすく、それが自死に結びつくこともあります。

だいぶ前の新聞に、新しいスキーを買ってほしいと言ったが、買ってもらえなかったので自死したという記事が出ました。買ってもらえないという欲求不満に支配されたまま、他のことに興味をもつことができなかった例なのでしょうか。親は自分の言うことを聞いてくれないという欲求不満だけが、心の中を占めてしまい、それゆえ、自分はこの世に生きていても仕方がないという、いわゆる短絡反応が出てしまったのかもしれません。

## 思春期の問題解決

この場合、親の側で思春期の問題をどうとらえるかがかなり大切です。今まで述べたような思春期の特殊性を理解し、そういう状況にならざるをえない時期にあることを認めて、赦すことです。

親として自分の子どもを扱いづらい、教会学校の先生として子どもと接しづらい、医者として患者と合わないなどといった場合、「なぜ、もっと素直になってくれないのか」と欲求不満が起こります。その気持ちが強くなればなるほど、思春期の人との間はうまくいかなくなります。そういう不満をいだくことがあっても、こちらから理解し、赦していくことが必要です。このことに対して特に、「互いに忍耐し合い、だれかがほかの人に不満を抱いたとしても、互いに赦し合いなさい。主があなたがたを赦してくださったように、あなたがたもそうしなさい」（コロサイ人への手紙三章一三節）の聖書のみことばが心に響いてきます。

「互いに赦し合いなさい」というみことばは、本当は思春期の人にも言いたいのです。とはいえ、やはり大人のほうから先に赦しの手を差し伸べていくべきです。そのとき、思春期の人も、今度は親を赦すことが可能になっていくのではないでしょうか。

ある一組の親子を思い出します。子どもは親に反発して暴力まで振るっていたのですが、親はその子どもを理解して赦しました。すると、思春期にあったその子どもも親を赦すことができたのです。

一人のクリスチャンとして思うことは、自分が神様によって赦されているという体験がないと、真の意味で人を赦すことができないということです。これは愛することでも同じです。私たちがだれかから愛されたという体験がなければ、本当に人を愛することができません。ですから、「主があなたがたを赦してくださったように」と記されている意味は重要なのです。

# 5　結婚生活の理解――夏――

「結婚生活における問題や相違が危険なのではない。その違いについて話し合うことができないことが危険なのである。」これはアメリカの牧師ティム・ラヘイが、その著書『結婚生活の諸問題』(いのちのことば社) で述べていることばです (一六〇頁)。日常の精神科の診療の場で、私はこれが真理だということを嫌というほど実感しています。結婚生活がうまくいかない夫婦に共通して言えることは、お互いの意志の伝達 (コミュニケーション) がうまくできていないということです。

「恋愛時代、婚約時代には、あれほど何でも話し合えたのに、なぜ結婚してから私たちは話し合えないのでしょう」と、ある結婚後二年目になる女性は嘆きました。それぞれ考えの違った親に育てられ、違った家庭環境で大きくなり、違った教育を受け、違った価値観をもった二人が、同じ屋根の下で一緒に生活するのですから、お互いに十分話し合いをしなければ、その共同生活はうまくいくはずがありません。ではどうすれば、良いコミュニケーションが得られるのでしょうか。

私はそのためには、二つのことが必要だと思います。第一には、ありのままの自己を発見することです。わかりやすくいえば、自分はいったいどういう人間なのかをまず理解する必要があるということです。第二には、自分と伴侶との人間関係、すなわち二人の人間の交流についての理解をもつことです。要約すれば、第一は、自我状態の理解、第二は二つの自我の交流の理解ということです。

これについて、トランスアクショナル・アナリシス（transactional analysis 略＝TA）という考え方が注目を集めています。これは「交流分析」と訳されています。耳慣れないことばかもしれませんが、その内容はとてもわかりやすく、実際の日常生活に応用し得るものです。そこでTAの考え方を中心にして、夫婦の人間関係の理解の一助としたいと思います。そして、最後には、コミュニケーションに関する聖書の教えにも触れてみます。

## 人生の勝者と敗者

私たち現代人は多くの仮面をつけ、様々な鎧《よろい》をまとって生きているために、現実から目を背け、それに対して無知のままで、忙しく日々あくせくと生きているのではないでしょうか。自分について知るのは恐ろしいことです。特に自分の最大の欠陥を知ることは、これまでと同じような生き方を繰り返しながら生き続けることをできなくさせるので恐ろしいわけです。また、自分の最大の長所を知ることは、それに応じた行動を自分が取れるかどうかについて決断を迫られるわけですから、これもまた、恐ろしいことなのです。どちらの場合にも、変化を体験することを必要とするので、そこに不安が生じてくるわけです。

しかし、これは一つの興奮、つまり、人が勝者になり得る可能性を強める働きをする興奮と見るべきものです。したがって、この種の不安は、創造的な不安と言えるでしょう。自分の行動様式、あるいは感じ方を自覚していない人は、他人に魅力を感じさせません。そのような人は、自分の中核となるべき自信をもてないので、自分の中で互いに衝突し合う種々の力の間を、いつも行ったり来たりしていることになります。そのような人は、人格が全体として統合されていないことが多く、人格の感情的な部分と、知的な部分が遊離している場合が多く見られます。人は、自分の感情と知性の両方を用いることのできる全体的な人間になりたいという自覚をもつとき、人生における勝利者の道を歩み出すことができます。

私たちが目指す人生の勝者とは、「ありのまま」の自分になれる人のことです。人生の敗者とは、自分の仮面を維持するために多大のエネルギーを費やし、しばしば偽りの態度を装う人です。その人は他の人のまねをしたり、人を操ったりします。これに対して、「真の自己」を生きている人は、自分自身を知り、自分自身になりきることができるので、他人の目にも信用のおける人物だという共感を豊かに呼び起こすことによって、自己の実在を体験します。そういう人は、他に類のない自己の独自性を実現し、また、他人の独自性をも尊重します。

勝者、敗者の違いをつくりだす原因の一つは、個人の生育史における体験です。幼いころの欲求に対する適切な反応の欠如、栄養不良、虐待、不快な人間関係、病気や落胆の連続、不十分な健康管理、精神的ショックなどは、自律性と自己実現へ向かうべき正常化の過程を阻害し、敗者を生み出します。このような不幸な環境の下で育った子どもは、人生においてだれもが対処しなければならないストレスに遭遇するとき、自分と他人とを操作することによって、それを解消しようとします。

それと対照的に、勝者は、自分自身の生育史を無視するわけではありませんが、生育史がもたらす好ましくない影響を自らコントロールして、問題を処理していきます。その人はいたずらに他人を非難したり、自己を弁解したりすることなく、むしろ、自分の人生に対する責任を、自ら背負って生きていきます。

敗者はほとんど現在に生きようとしません。過去の不幸を嘆いたり、昔の生活にばかり心を奪われて、現在に生きることを忘れています。新しい試みを恐れるあまり、過去の適応様式を繰り返すのも、敗者の特色です。しかし、勝者は現在という時点を生きます。自分の過去を十分に踏まえながら、現在を認識し、その中に生き、かつ将来にも期待をかけます。

勝者は自由にふるまいます。状況に応じて、一度立てた計画を変更することもできます。人生に対する情熱を失うことなく、仕事、遊び、食物、人間、自然などを楽しむことができます。これに対して敗者は、あらゆる可能な行動を、自由に適切に表現する能力を、抑制してしまいます。その結果、自分で見、聞き、感じ、触り、味わうことができません。多くの可能性は眠ったままで、自覚されることも認められることもなく終わってしまいます。

この世の中には完全な勝者、あるいは完全な敗者というものは存在しません。大部分の人間は、人生のある領域では勝者であり、他の領域では敗者です。しかし、自分の敗者の姿を知って、それを変えたいという願望をいだき、かつ、それに必要な行動を取るときに、人は勝者への道を開発し拡大していくことができます。そして、それを実現させるためには、前述した二つのこと、すなわち、自己を知ることと、自己と他者との交流とについての理解が大切になるのです。それでは、自己理解から話を始めることにしましょう。

## 三つの自我状態

TAでは、一人の人間の中に、三人の人間が住んでいることが考えられています。三人の人間とは、「親」(P)、「大人」(A)、「子ども」(C)です。すなわち、一人の人間の中に「親」のように養育的で批判的なところ、「大人」のように知的で冷静なところ、「子ども」のように感情的で衝動的なところ、それらが一人の人間の中に共存しているというわけです。この三つの自我状態が、いろいろの割合で混ざり合って、一人の人間の性格は形成されているのです。この人格を構成する三つの自我状態を図式化すると、次頁のようになります。以下に、この三つの自我状態のそれぞれについて説明します。

### (一) 親の自我状態　P

親（以下、Pと略す）の自我状態は、しばしば他人に対する偏見的・批判的・養育的な行動で表現されます。大部分の親は、ときに応じて同情的・保護的・養育的であり、批判的・偏見的・道徳的・懲罰的である場合もあります。親の中には、養育的であるよりも批判的になりやすい人があるかと思えば、その逆もあります。したがって、私たちの中のPがいだく感情は、養育的と批判的の二つに大きく分けることができます。

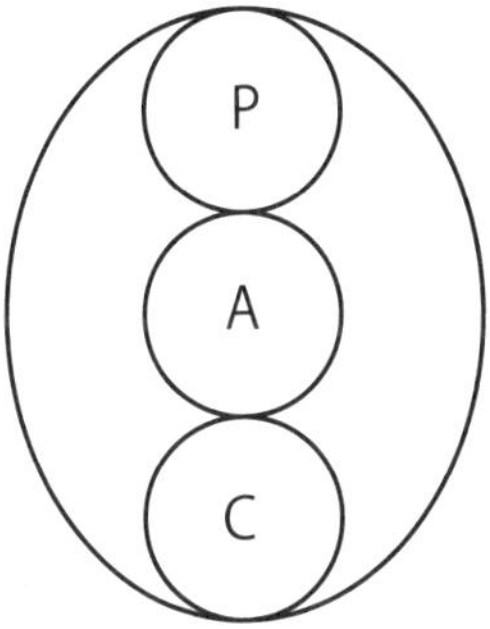

P ＝ Parent（親）
A ＝ Adult（大人）
C ＝ Child（子ども）

養育的な親は、子どもが成長し、快適な感情をもつように援助するものです。子どもが養育的な親に育てられると、その子には、養育的な行動を伴った独自のPの自我状態が発達してきます。そして、成人になってから自分の子どもに対するとき、親から学んだのと同じ、同情的で養育的なことば遣いや身ぶりを繰り返すようになります。

批判的な親は、主として批判や非難をしますが、同時に子どもたちが生活するうえで必要な様々な規制を教えます。親が偏見をもって子どもに対する場合、宗教・政治・伝統・性別による役割などに、行動規準を設定しようとします。

このような批判的な親を演じる上司、配偶者、教師、友人などは、他人をいらだたせ、おそらく他人から敬遠されるようになるでしょう。ことばとしては、夫が妻に向かって、「女の仕事は何はさておき、家庭を守ることだ」とか、「どう見ても、おまえのほうに勝ち目はないね」などときめつけるようなことを言うときは、夫はPの自我状態にあると言えます。また、妻が泣いて悲しそうな顔をしているときに、夫が妻を慰めるつもりで、その肩を抱いてやったとします。この場合、やはり夫は、Pの自我状態にあると言えます。

## (二) おとなの自我状態　A

Aの自我状態は、私たちの人格の中の、事実に基づいて物事を判断しようとする部分を言います。これは私たちの内にあって、データを処理する、いわばコンピューターのような働きをします。それは統合性、適応性、現実吟味、可能性の評価、冷静な計算に基づいて機能します。したがって、Pの偏見、Cの衝動によっては支配されません。

Aの機能のうち、特に次の三つは大切です。第一は、現実吟味の機能です。これは外界を客観的に評価し、判断する過程です。空想、伝統、偏見、未熟な感情などから事実を分離する仕事を行います。また現実を認知し、それを評価するとともに、そこで得られたデータを、過去の知識や経験に照らし合わせることによって、新たな問題解決を考え出します。

第二は、決断の機能です。Aは、行動の結果として生まれる幾つかの可能性のうちで、どれを満足させることが自分にとって意味があるのか、またこれらの満足とどのような形で妥協すべきかについて決断します。

第三は、性格の統合です。Aは、PとCとの間に葛藤があるときに介入し、両者の間の調停を行い、妥協点を見つけることによって、Cがより自由に自己を表現できるように援助することができます。Aはまた、現実吟味と可能性の評価を通して、Pを拒絶したり、それを受け入れたりすることができます。

Aの自我状態が人格の主導権を握るといっても、人が常にAから行動しているという意味ではありません。むしろ、三つの自我状態は、人格全体の機能に対してそれぞれの立場から関与していくものであり、Aはそれらのすべてに、適切に自己表現を行い得るように取り計らう働きをします。夫婦の人間関係で、怒り、敵意、不快感、憂うつなどを感じても、その種の感情を統御し、理性的に適切に行動を取ることができれば、Aの自我状態にあると言えます。

**㈢子どもの自我状態 C**

私たちはみな、自分の内に幼い少年や少女をもっています。それは主として、感情と衝動とから成り立っています。私たちのCは、だれかが私たちに対して親のようにふるまうときに、活動的になります。また、病気などで依存的な状態にあるときや、旅行などで楽しい時間を過ごすときなどにも、活発になります。

このCには、三つの型があります。第一は、生まれたままの姿でふるまう部分、すなわち、Pの影響を受けることなく、自分の思いのままに行動する部分です。その性質は、感情的・衝動的・自己中心的です。すなわち、このCは、外界の現実を考慮することなく即座に快感を求め、不快や苦痛を避けようとします。欲求がかなえられないと、怒りに満ちた反応を示すのも、この特色と言えます。夫婦げんかの際、物を投げ、わめきたてるのは、このCです。

第二は、大人も顔負けするような豊かな創造性や直観力です。これは、だれからも教えられずに子どもが身につけている知恵の部分です。もちろん、直観によって決断を誤り、間違った結論にいたることもあります。もう一つの特色は、迷信などに執着することです。

第三は、Pを喜ばせ、その機嫌を損ねないように注意深く行動する部分です。これはCのうち、主として両親の影響を受けた部分です。丁寧にふるまったり、人の言うなりになったりするCです。また、ひとりで趣味に没頭するなどして、他人から孤立したりするのもこのCです。夫婦が二人で話し合って問題解決をする必要があるとき、思っていることを口に出せないのもこのCです。

## 自我状態の交流

これまで、一人の人間の中に、親（P）、大人（A）、子ども（C）の三つの人間が住んでいることと、それらの特色について述べてきました。私たちの日常生活において、二人またはそれ以上の人間が関わり合うときには、これら三つの自我状態は複雑な絡み合いを示します。それで、しばらく夫婦の間の種々の交流の仕方を、自我状態を中心にして見ていきましょう。

簡単な例として、ごく平凡な夫婦の一日の生活を例に取ってみます。早朝、夫がまだ床にいるとき、妻が朝食について、「卵はゆで卵にしましょうか。それとも目玉焼きのほうがいいでしょうか。コーヒーと紅茶とどちらがいいでしょうか」と聞くとします。夫は眠い目をこすりながら、「どちらでもいいから、きみに任せるよ」と答えます。ここでは、妻はまるで母親が子どもの好みを聞くときのようにふるまいます。それに対して夫も、判断は妻に任せ、どのような判断がなされてもそれに従うという、素直な子どものような態度を取ります。すなわち、ここでは、妻はP、夫はCになっているのです。

さて、夫が起床し、妻の用意してくれた目玉焼きとコーヒーの朝食を取りながら、二人の会話が始まるとします。夫はその日行われる会社での特別会議のことについて話をします。また、残業があるので帰宅が少し遅れることなど話します。妻は、午前中は銀行に行き、そのついでに、夫に頼まれていた大工道具を買うつもりだなどと話をします。ここでは二人は、大人同士として会話をしています。つまりAとAとの関わり合いです。

やがて夫は、一日の仕事を終えて帰宅します。妻の顔を見るなり、何かがあったなと感じます。妻は、銀行の窓口の担当者の態度が非常に悪く、とても腹が立ったこと、注文しておいた大工道具がまだ来ていなかったので、がっかりしたこと、子どもが近所の子どもとけんかをして大きなこぶをつくったことなどを、矢継ぎ早に夫に訴えます。ここでは妻は、まるで子どものようにふるまっています。夫に対して、しばらく愚痴を聞いてくれる親のような態度を取ってほしいと望んでいるわけです。ここで夫が、「そうか、そうか」としばらくの間、妻の訴えを聞くことのできる、前述した養育的な親の態度を取ることができれば問題はないのですが、もし「ぼくも疲れているんだから、そんな話はやめてくれよ」などと批判的な親の態度を取ったとしたら、おそらく夫婦げんかがそこで始まることでしょう。

このように夫婦の会話一つを取ってみても、それぞれの中の親、大人、子どもが、それぞれの状況に応じて前面に出てきます。ですから、妻が子どものような態度で夫の親の部分に話しかけるとき、夫の大人の部分が妻の大人の部分に話しかけるような仕方で夫が妻に対すると、問題が起こるわけです。

そこで、二人の人間の間のコミュニケーション（TAの用語では「交流」〔トランスアクション transaction〕）について述べることにしましょう。交流とは、単に言語によるものだけでなく、行動をも含みます。まず第一に大切なことは、あらゆる時点において、個人がもつ三つの自我状態のうち活動しているのは、一つだけだということです。したがって、二人の間の交流には、あらゆる組み合わせの二つの自我状態があることになります。しかも、一人がもう一人にメッセージを送るとき、常に何らかの反応が起こることが期待されています。そして、すべての交流は、次の三つに分類できます。

(1) 相補的交流
(2) 交差的交流
(3) 裏面的交流

以下、これらについて少し詳しく述べてみることにします。

## ㈠ 相補的交流

図2と3は、簡単な交流を示す図式です。

矢印（ベクトル）はコミュニケーションが行われている方向を指し示します。ここでは、ベクトルが平行線を示していることが注目されます。たとえば、妻が夫に「あなた、食事ですよ」と言えば、これは事実を伝えているのですから、それは妻のAからのコミュニケーションです。これに対して夫が、「そういえば、お腹がすいたね」

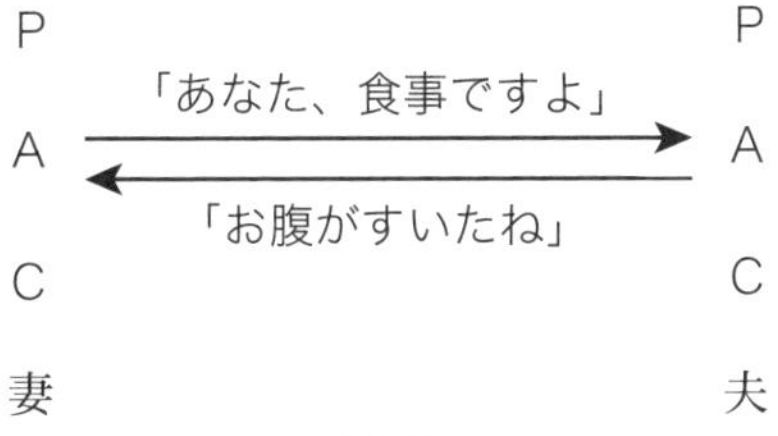


図2

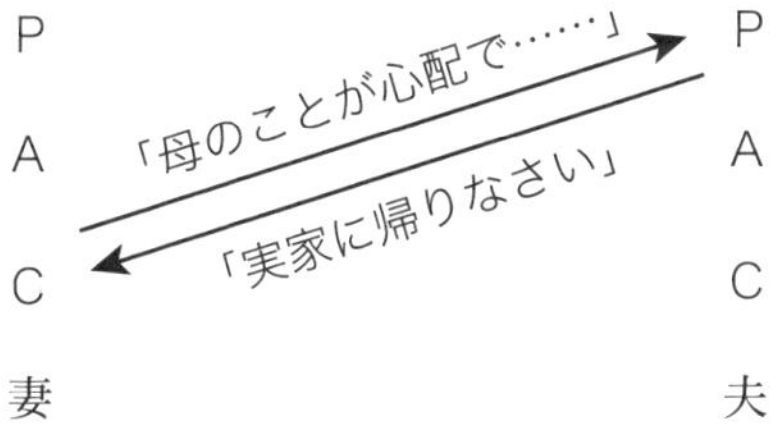


図3

と答えれば、自分の現状を事実として伝えているのですから、これもAからの反応と言えます。これは、単純な、交差のないA対Aの交流です。

同様に、実家の母親が病気で倒れたとき、妻が「お母さんのことが心配で、気が転倒しそうだわ」と言ったのに対して、夫が「子どもはぼくが見ていてやるから、一度様子を見に実家へ帰ったらどうだい」と言ったとすると、図3のように、ベクトルはPとCの間で平行状態となり、交流は交差しません。このようにベクトルが平行線を示しているかぎり、交流は「相補的」であると言えます。この相補的交流は期待どおりの交流であって、健康な人間関係の、自然な道理にかなうものです。これはまた、二つのいずれの自我状態の間でも起こり得るものです。

たとえば、ある夫婦が、自分たちの子どもに吃音が出始めたのを見て、双方とも心配して子どもをかわいそうに思う場合はP対P、夫婦して原因を究明し、適切な指導を受けるなど問題解決に乗り出した場合はA対A、一緒になって子どもの吃音をからかえば、C対Cの交流関係にあります。そのほか、代表的な相補交流の例をあげてみます。

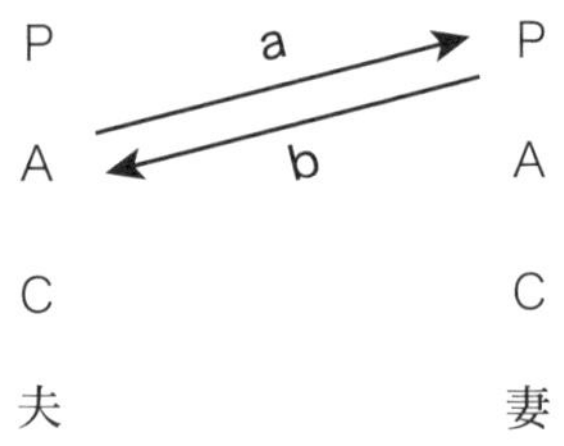

図4

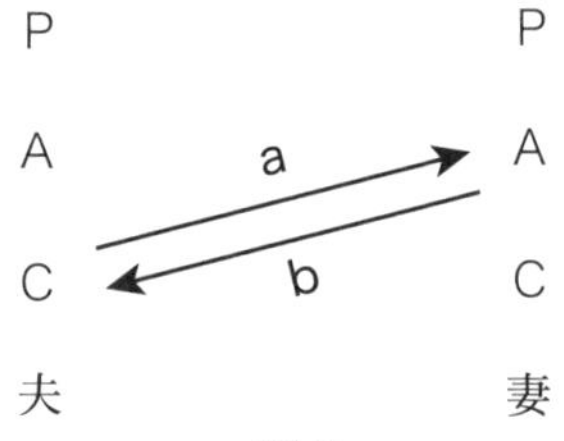

図5

●図4

夫「おい、たばこを取ってくれないか。」

妻「あなた吸いすぎじゃありませんの。約束したでしょ。」

●図5

夫「今度の新しい仕事、どうも自信がないんだ。」

妻「今までと全く違ったことをするんだから、少し不安な気持ちがするんでしょう。」

相補的交流で注意すべきことは、A対Aの交流が一番良いとは言えないことです。大切なのは、「ベクトルが平行していれば、コミュニケーションは途絶えることなく持続する」ということです。これはコミュニケーションの基本原則の第一です。

### (二) 交差的交流

交差的交流は、刺激に対して予想外の反応がなされるときに起こります。この場合、図6〜図7(次頁)のように、ベクトルが交差するためにコミュニケーションに障害が起こります。

たとえば、夫が妻に対して、A対Aの情報収集の目的で、「あの本読んだかい」と尋ねたとします(図6)。ここで妻が、そのCから夫のAに向かって、「あれはつまらない本ね」と答えたとすると、両者の間の交流の線は、相補的交流の場合のように平行線とはなりません。この時点で、夫は妻に背を向けるか、互いに顔を背けるか、あるいは話題をほかにそらすかします。

交差的交流は、しばしば、夫婦関係において生じる様々な苦痛の源となります。この場合、一方が、ある反応を期待して、一つの交流を始めても、その反応はうまくいきません。コミュニケーションに交差が起きるので、当人は無視されたような気持ちで取り残されるわけです。いわゆる転移（transference）と呼ばれる現象は、交差的交流の典型的なものです。夫婦の一方は、幼児期に家族の中で、特に両親に対して展開した様々な本能的・感情的態度を、日常生活の中でもかつての家族と何らかの意味で類似点を持つ妻（夫）に向けて再現します。

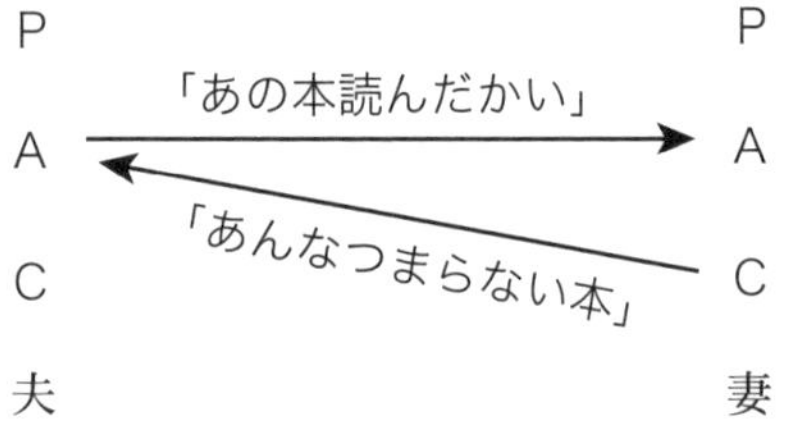


図6

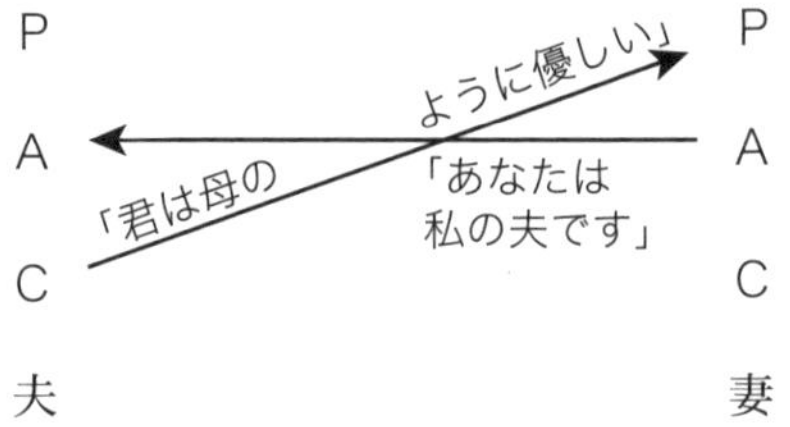


図7

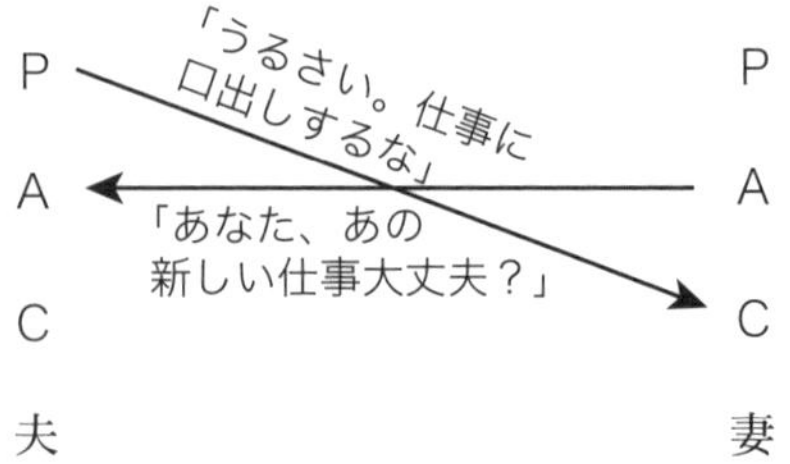


図8

　たとえば、図7のように、夫が、その母親をしのばせる「幻」に向かって交流を求めても（C→P）、妻が、現実的に夫を夫として取り扱うので（A→A）、夫は望むようなコミュニケーションを得られなくなります。

また、図8のように、ある種の質問に見られるようなA対Aの刺激を受けた場合、受けたほうに怒りやいらいらした感じが起こり、思わず相手をののしったり、その訴えに対して感情的な議論に陥ったりして、P対Cの反応が交流を即座に断つ場合があります。

コミュニケーションの基本原則の第一は、「ベクトルが平行していれば、コミュニケーションは途絶えることなく持続する」でした。交差的交流を観察すると、基本原則の第二が明確に示されています。それは、「ベクトルが交差するときには、コミュニケーションは途絶える」ということです。交差的交流の他の二つのタイプについて、例をあげて述べてみましょう。

●CP—AA型（図9）

娘「ママ、私を愛してる？」
母「えっ、愛って何のこと？」
これは、同情や愛情を求めてくる相手に対して、事実的理詰めの反応を示して、相手をじらしたり、激怒させたりする交流です。

●PC—AA型（図10）

父「あんな男と結婚すると、あとでき

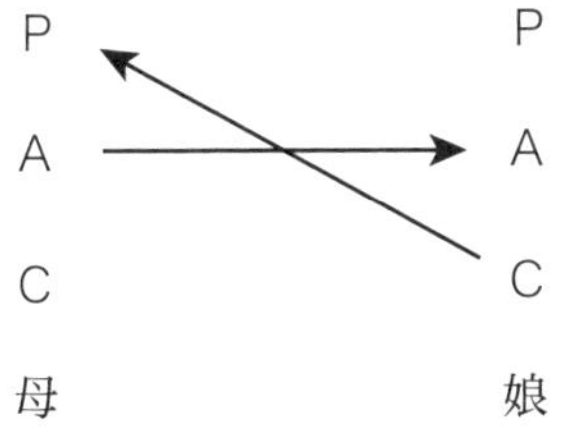


図9
CP—AA型

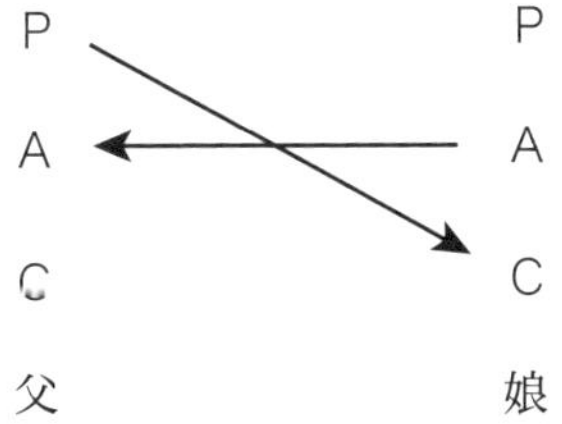


図10
PC—AA型

っと後悔するぞ。」

娘「はい、わかりました。でも、パパ、あまり興奮すると、また、血圧が上がりますわよ。」

この種の交差的交流では、承諾や賛同を期待して迫ってくる相手に対して、さも利口そうなことを言って交流を断つという厚かましさが見られるのが特色です。普通、最初に刺激を発信した当人は、相手を無礼あるいは無遠慮なやつだと感じます。

### ㈢ 裏面的交流

一人の人間が相手の一つ以上の自我に向けて、同時にメッセージを発信するとき、交流は裏面的であるといいます。この場合、それには必ずある目的が隠されています。

たとえば、図11（次頁）に示したように、ベテランのセールスマンがさほど裕福でない主婦に豪華な家電を売り込もうとしている場面を見てみましょう。

彼は主婦に対して正面から、「予算のご都合もおありで、これをお買いになるのは、ちょっと無理でしょう」と言います。ここでは、彼のAは、彼女のAのみでなく、Cに対しても、ひそかに一つのメッセージを発信しようとしています。これを彼女のAが聞けば、「ええ、もうしばらく待ちましょう」という反応になるところです。しかし、主婦のCは彼女に対して、「私にだって、これくらいのものを買えるってことを見せてやりたいわ」と答えます。その結果、彼女は胸を張って、「それを買いますわ」と返事をします。

彼のAは、丁寧に彼女のAに話しかけたように見えるのですが、彼女のCに隠れたメッセージを送ることによって、上手に商品を買わせてしまったわけです。今一つ、代表的な裏面的交流の例をあげてみます。

●酒飲みの夫の告白（図12）

夫「きょうはまた、とことんまで飲んじゃった。はっはっは。」（A→A）

裏面的交流「なあ、おまえ、笑って大目に見てやってくれよ。」（C→P）

●ある夫婦の会話（図13）

妻「あなた、今晩、夕食に何時にお帰りになりますか。」（A→A）

夫「おれが帰って来た時間が、夕食の時間だよ。いつでも食べられるようにしておけ。」（P→A）

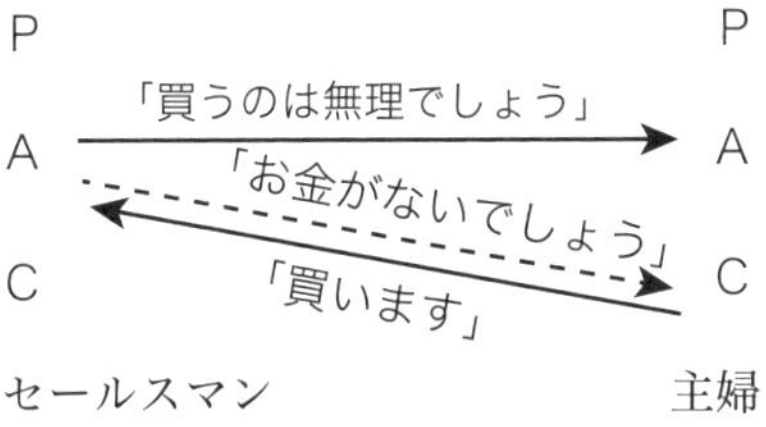


図11

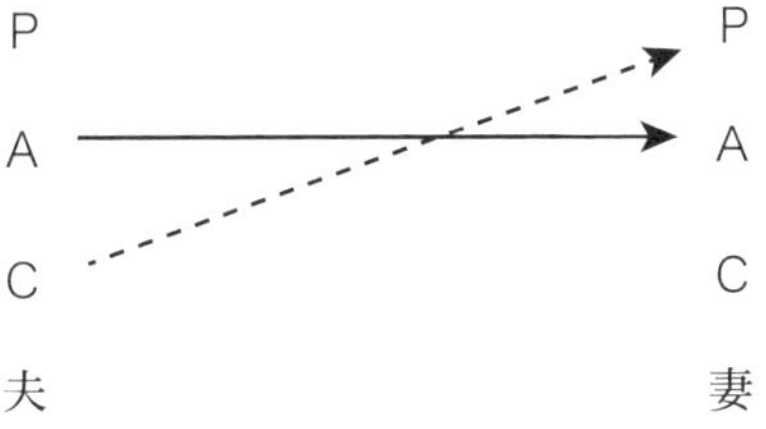


図12

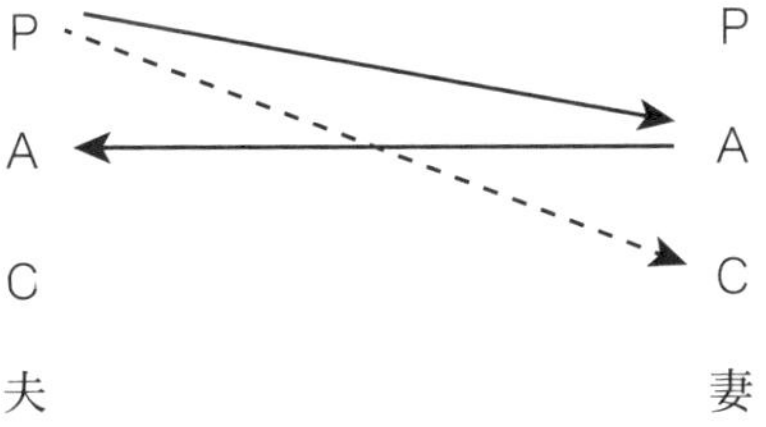


図13

裏面的交流「おれは家で食事なんかしたくないんだ。おまえはおれにとって重要な人間じゃないんだ。」（P→C）

## 真のコミュニケーション

さて、これまで人間の三つの自我状態とその交流について述べてきました。私たちの日常生活を振り返るとき、いかに交差的交流や裏面的交流が多く行われ、コミュニケーションを妨げているかがわかります。

次に、コミュニケーションが妨げられる原因と、どのようにすればコミュニケーションが得られるかを考えてみたいと思います。聖書には多くのコミュニケーションについての教えがありますが、その幾つかにも触れてみましょう。

夫婦のコミュニケーションを妨げる原因は多数ありますが、その第一は「怒りの爆発」です。自分の欠点を指摘されたり行動を批判されたりするとき、素直にそれを認めるよりも、むしろ自然に出る反応はカッとなるということです。一方が怒りをぶつけると、交流は途絶えます。この例は、図8に示されています（六四頁）。

第二は「涙」です。これは女性のよく用いる武器などと言われることがありますが、男性も用います。これは相手に、「私の欠点を言ってはだめです。さもないと私は泣きます」という、裏面的交流に似たことをしているわけです。しかし「涙」には多くの種類があり、何かを強調する涙、喜びの涙、自己憐憫の涙などを、相手は注意深く見分ける必要があります。

第三は「沈黙」です。沈黙は、コミュニケーションを抑圧します。また、長い間沈黙を守るにはものすごい力が要ります。その力の源となるのは怒りです。

怒りというものをどれほど避けるべきかについては、聖書に次のようなみことばがあります。

「無慈悲、憤り、怒り、怒号、ののしりなどを、一切の悪意とともに、すべて捨て去りなさい」(エペソ人への手紙四章三一―三二節)。

では、コミュニケーションについて、聖書はどう教えているでしょうか。もっともはっきりしているのは、「愛をもって真理を語る」(同一五節)ことです。しかし、注意しなければならないのは、真理は鋭い両刃の剣だということです。ただ単に真理だけを相手にぶつければよい、というものではありません。真理を語れば語るほど、その真理を伝えるのに、より一層の愛をもって臨まなければなりません。そこで、夫婦がお互いに念頭に置くべき、コミュニケーション上の留意点を述べてみましょう。

**㈠ 神の知恵を求め、聖霊の満たしを祈ること**

神の知恵を求めるとき、相手の行動に反発している自分が、本当は正しくはないのだ、ということに気づかされることがあるかもしれません。また、黙っていた自分の問題を話し合いなさいという、聖霊の導きを感じることがあるかもしれません。

**(二)二人に都合の良い時間を選ぶこと**

何か重大な問題について話し合う必要を一方が感じたとき、二人にとって、いつが最も落着いて、自分自身を客観的に見ることができるかを考えることが大切です。

**(三)短気を起こさないこと**

怒っているときには、私たちは思っていること以上のことを言ってしまうことが多いものです。そして、一方の怒りは、相手にも怒った答えを出させ、コミュニケーションは途絶えます。ですから反論を、愛をもって優しく語ることが大切です。

**(四)反論の時を認めること**

話し合いのときに、非常に強い反発に出合うことがあります。そのとき、自己防衛をせずに、自分が言ったことを相手に考えさせることが大切です。相手が口で認めようとしないときでも、行為に変化が起こります。この行為の変化は、口で同意を得るよりもずっと望ましいことです。

**(五)問題を神にゆだねること**

いったん相手に話したら、相手の行動を変えるために、人間的に言えば、できるだけのことをし尽くしたのですから、その後の結果は神にゆだねることが大切です。

長い間、うつ状態に悩んでいる中年の主婦がいました。その原因をいろいろ探ってみたのですが、なかなかわかりません。治療を始めて数か月して、彼女は私にこう言いました。「先生、家の恥だと思って今まで言いませんでしたが、私の憂うつの原因は主人なのです。仕事がとても忙しく、朝早くから夜遅くまで働きづめで、二人でゆっくり話し合うことは、この十年ほどほとんどありませんでした。それに、元来口数が少ないうえに気短な人で、たまに話し合っても、ちょっと私が主人の気に障ることを言うと、怒るか黙ってしまうかなのです。」

コミュニケーションがうまくいかないことは、人をうつ病に追い込むほどの力をもっています。結婚は人生経験の中で、一番幸いなものとも、良くも悪くもないものとも、あるいは最も不幸なものともなり得ます。神様は、男と女が結婚によって結ばれ、それぞれがお互いに欠けているところを与え合うようにと望んでおられます。その二人が、分裂、分離を起こすことを、神様は望んでおられません。この分裂や分離はしばしば、二人の交流の仕方のまずさから来ます。

## 6　うつ病の理解――秋、その1――

新聞などでよくご存じでしょうが、現代社会では、うつ病が非常に増加しています。ある学会において、各大学病院や大病院でのうつ病患者の受診状況が報告されました。そこで明らかにされたことは、一つの例外もなく、各病院でうつ病はかなり急激なテンポで増加しているという事実です。その事実に対していろいろな解釈がなされていますが、私もクリスチャン精神科医として考えてきたことを述べたいと思います。

うつ病とはどんな状態かを簡単に専門外の方にもわかるように話すことは、非常に難しいのですが、次のように八つくらいの基本的な症状があります。

(1) うつ気分。憂うつで気が沈む。希望がない。なんとなく気が滅入って億劫である。
(2) 食欲の減退。
(3) 不眠。
(4) 全身倦怠感。
(5) 興味の低下。いろいろなことに対する興味が低下する。テレビを見る気がしない。新聞を読む気がしないなど。
(6) 自責の念。とにかく何もかも自分が悪いと思ってしまう。
(7) 集中力の低下。物事に集中できない。
(8) 自殺念慮。自死する以外に道はないと考える。

この八つの症状のうち、四つ、五つが見られれば、まずうつ病を疑わなければいけないと言われています。

こう言うと、みんな自分に当てはまるような気がするかもしれません。だれでも、気分が憂うつになることはあるし、食欲がなくなることも、夜ちょっと寝にくかったり、からだがだるかったりすることも、何かしら興味がなくなることもあります。ただ、これは程度の問題であって、日常生活に支障をきたすかどうかが、うつ病との大きな違いとなっています。

私もときどき、気分が憂うつになって食欲がなくなることはありますが、そのために病院の診察を休むことはありません。皆さんも、何かのことで興味がなくなって、からだがだるいと感じたとしても、そのたびにひと月もふた月も自分の職場を離れてしまうことは、まずないはずです。そのように、いくら四つ、五つの症状があったとしても、日常生活に支障をきたさなければ、それほど問題ではありません。病的な症状と考えなくてもよいわけです。

私は淀川キリスト教病院の精神神経科外来を担当して、うつ病の患者さんが確実に増えていることが実感としてわかりました。その中から三人の例を紹介して、うつ病の本体と信仰との関わりをお話ししたいと思います。

## 目標の喪失と「うつ」

一番目の方は六十歳の男性、Aさんです。Aさんは五十五歳で会社を定年退職、その後五年ほど嘱託として会社に残り、六十歳ですべての職から退いて、悠々自適の隠居生活に入りました。ところが職を退いてひと月くらいして、まず、夜寝にくくなり、食欲が落ちて、気分がとても憂うつになったのです。これは自分でもおかしいと気づいて、外来に来ました。

話を聞くと、Aさんは典型的な猛烈社員で、仕事だけが生きがいという生活をしてきた人です。几帳面で、上役からの信頼を一身に集めて出世街道をまっしぐらに進み、好評のうちに職を退きました。人間関係も良かったのです。Aさんは、なぜ自分がうつ病になったのか信じられないほど、順調な生活を送ってきたのです。

Aさんとの関わり合いを通してわかったことは、Aさんの生きる目標が仕事のみであったことと、これが非常に大きい位置を占めていたということです。「うつ」は喪失体験の結果に起こります。Aさんは二つの喪失体験をしています。第一は職を失うこと、もう一つは職場での温かい人間関係を喪失し、しかも子どもはみな独立しているので、お連れ合いと二人きりの人間関係に落ち込んだことです。

それまで仕事があまりにも忙しすぎたために、家庭での人間関係がほとんど成立していなかったのです。母親は家を守り、子育てに一生懸命になる人、父親は外で働く人ということで、夫婦としての対話がほとんどありませんでした。それでもAさんが職をもっている間、また子どもが家にいる間は、夫婦としての会話がないままでも生活は営めていました。ところが、夫が職を失い、妻が子育てを終え、二人きりになって初めて、いかに今まで二人の会話がなかったかに気づいたのです。このように、この方は目標と関係の喪失を体験しました。

Aさんを含めて、ここでお話しする三人の方は、「うつ」の体験を通して信仰に導かれました。私自身は治療の場で自分の口から信仰の話をする場合もありますが、教会に紹介するのが一番大きな役目だと思っています。治療の過程で、私がクリスチャンであることをはっきりお話しして、キリスト教がどういうものであるかの基本的な短い教えと、一度教会へ行ってみませんかとの誘いをします。地理的に一番行きやすい教会を、伝道部のほうから紹介していただいたりします。

Aさんは教会で、非常に熱心な信仰をもって役員をしています。この人が「うつ」にならなかったら、クリスチャンにはならなかったかもしれません。

二番目の方は五十六歳の主婦、Bさんです。五人の子どもがあり、お連れ合いは会社で重要な地位に着いていました。Bさんは、五番目の娘さんが結婚して家を出てから一か月くらいして、うつ状態に陥りました。症状はかなり強くて、私のところに来るまでに、自殺念慮というところまで落ち込みました。そして自殺未遂をしたため、お連れ合いがあわてて連れて来たというわけです。

話をうかがうと、Bさんは人生の目標が子育てであり、五人の子どもを立派に育てた立派な母親でした。三人の息子さんはそれぞれ大学を出て、大企業に勤め、二人の娘さんはそれぞれ結婚しました。ところがこのお母さんは、子どもを育てるという以外に何も自分のものをもたず、ただそれに集中してきた方だったのです。それゆえに、子どもが育ってしまって目標を喪失してしまったのです。それに子どもとの温かい人間関係――特に、末の娘さんとの仲の良い密接な関係――の喪失がありました。この場合も、目標と関係の喪失があったわけです。

Bさんも治療の過程で教会に導かれて、現在は恵まれた信仰生活を送っておられます。去年いただいたクリスマスカードには「うつを賛美します」と書いてありました。「うつ」にならなかったら、今のような恵みをいただかなかったと思います、と言われるのです。

三番目の方は、エリートコースを走った大学生、Cさんです。Cさんは、京大の法学部にストレートで入学しました。父親は弁護士で、小さい時からこの子に弁護士になってほしいという強い希望があったようです。幼稚園の時、「何になりたいと思いますか」というアンケートに、「弁護士」と書いたそうです。これは少し異常なのです。幼稚園くらいの時に女の子が、看護師、幼稚園の先生、飛行機の客室乗務員、男の子の場合には、野球の選手、タレントなどになりたいと書くのは、飛行機の客室乗務員がどういうものか、野球の選手がどういうものかを想像できるからです。ところが弁護士となると、幼稚園の子どもではどんなことをするのか、とても想像できるはずがありません。とにかく小さい時から、自分は京大の法学部に入学するのだという、親の敷いたレールの上をひたすら走り続けた人です。京大法学部入学が、Cさんの全目標になってしまいました。

そして、入学後二か月ほどして例の五月病になって、うつ状態に陥って精神科の外来を訪れたというわけです。初診の時は、うつろで本当に憂うつそうな顔をしていました。以前には受験を助ける両親、きょうだいとの温かい人間関係の中にありましたが、入学した途端に下宿生活が始まりました。Cさんの場合も、二つの喪失体験——受験に成功して大学入学という目標が喪失したことと、親やきょうだいとの温かい人間関係の喪失——が、「うつ」に落ち込むきっかけとなりました。

Cさんも、「うつ」の体験を通して教会に導かれました。青年会の中で、クリスチャンの交わりを通して、今まで目標としていたものが人生の目標として足りないものであったことを自覚しました。Cさんは一年留年しましたが、立ち直って現在は青年会のリーダーとして頑張っています。

さて、以上三人の方に共通していることは、三人とも二つの喪失体験をきっかけにして「うつ」になったということです。第一は目標の喪失、第二は関係の喪失です。もう一つの共通点は、三人とも「うつ」がきっかけとなって求道生活を始め、クリスチャンになって、今は恵まれた信仰生活を送っていることです。

三人の方から教えられることは、「うつ」の原因は一言でいえば喪失体験であるということです。何であってもその人が大切に思っているものを喪失した後に、「うつ」が来ます。職を失うこと、家族の死、失恋、入試の失敗などの喪失体験が「うつ」の原因になります。

目標の喪失は、やはり人生の目標の問題につながっていくと思われます。関係の喪失については、三人の方は人間関係の喪失をしたわけですが、基本的な問題としては、神様との関係をもっていなかったことに関係があると思われます。ですから、関係の喪失は神様との関係につながっていきます。このことについては、あとでもう少し詳しく触れます。

## 時代の変遷と心の問題

目標は、個人個人が人生に対してどのような目標を立てて進んでいくかという次元で考えられる場合と、国全体の目標に大きく関係する場合とがあります。現在のうつ病増加の原因を、私は社会全体が目標を失っている時代であるという点から考えます。戦前、戦中、戦後にあってはそれほどうつ病は多くなく、統計を見ても少なかったのです。日本という国は、振り返ってみると、それが間違ったものであったとしても、はっきりした目標をもって進んできました。

戦前は「富国強兵」、戦争中は「軍国主義」という一つの主義に塗りつぶされていました。

つまり、国全体としてのはっきりした目標がありました。そして戦後は、「祖国復興」へと一生懸命働き出したのです。それが成功して、ついに一九五五年(昭和三十年)に「神武景気」がやってきました。反省せずに立てた、物質文明に立つ次の目標が「経済成長」でした。日本人は「エコノミック・アニマル」と言われ、猛烈社員ということばが流行したくらいに働きまくり、とうとう国民総生産が世界第二位まで行くほどに、「経済成長」の目標が達成されました。それがとうとうオイル・ショックで、ぺしゃんとなってしまいました。今は、国会議員でもだれでも「経済成長」を叫んでいる人はあまりいません。

いったい、今日本全体で国民の一人ひとりが納得できるような目標があるだろうかと考えると、なかなか思い浮かびません。日本という国が全体として、このように進んでいくという目標を、国家の指導者が提示することができないでいるのです。

このように現代は、国全体が目標を喪失している時代ですから、ある意味で、うつ病が増えても当然なのです。国が目標を示すことができないときは、個人個人が自分の目標をどこに置いてよいかわからない状態に追い込まれることになります。もし目標の喪失がうつ病の増加につながるとすれば、うつ病が増えても当然だと私は思います。

戦前、戦中のように、いわゆるノイローゼが話題にもならなかったほど少なかった時代にも、時代の流れと関係なく、各家庭で大きな喪失体験がありました。戦争で息子を失う、事故で家族が亡くなるなどは、各家庭でしばしば起こりました。しかし、戦争中は本当に貧乏で、家族の不幸を嘆き悲しんでいることが許されない時代、次の日から一生懸命働かないと、まず命をつなぐことができない時代でした。また、本当に貧しい発展途上国などでは、悲しいことを悲しんでいる暇がないという状況にあります。

ですからある意味で、心の病気は現代病とも言われます。社会が裕福になり、物質文明が盛んになればなるほど増えていきます。このことは、経済的にも余裕ができてくると、喪失体験を喪失体験として私たちが感じてしまうという側面が、やはりある程度関係していると思います。

### ㈠ 不適応症候群

経済成長が始まった時くらいからよく見られるようになった精神的問題の代表的なものは、専門的なことばでいうと、「不適応症候群」です。経済成長時代には、人手不足のために田舎からどっと若い人たちが、集団就職などで都会に出て来ました。その人たちが陥った状況が、この症候群の典型的なものです。今までのんびりした緑の山や川に囲まれて生活していた人たちが、いわゆる都会のジャングルに来て、周囲を全部コンクリートで固められた中で、一日中労働を強いられるようになりました。そのような都会での生活に適応できなくなると、不適応症候群を呈します。それは、「うつ」という形で出ることもありますし、不安神経症や自律神経失調症という形で出ることもあります。それは、適応できないという状況です。

## (二) 過適応症候群

経済成長の後期、ちょうどオイル・ショックの前くらいに「過適応症候群」と呼ばれる精神的問題が見られるようになりました。これは、猛烈社員と言われる人たちが陥った症候群です。当時は、自分はこれでよいのだろうかと考えることができないほど環境に適応しないと、みんなについて行けないような雰囲気がありました。自分の職場は自分に適しているか、はたして自分の生き方はこれでよいか、というようなことを考えていたら、競争社会から脱落させられてしまうのです。脱落しないためには、その社会に疑問をいだかずに適応するのが安全です。人々は何の疑問ももつことなく、毎日働き蜂のように働き続けることによって、社会に適応していきます。そのような時代にあって、そのためにかえって人生の目標や自分の生き方を考えることができないほど環境に適応しすぎる症状を、過適応症候群といいます。

この人たちがいったん、体力的弱りを覚えたり、何かちょっとしたつまずきを経験したりすると、ガタガタと「うつ」に落ち込みます。適応しすぎていたために、つまずきに対する抵抗力がなくなってしまい、「うつ」に落ち込んでしまうわけです。

不適応を起こしやすい時代、過適応を起こしやすい時代を経て、現在は、いわゆる無目標の時代になっています。

現代は本当に渇きを覚えている時代であり、日本全体に目標がないので、人々は本当の目標は何かと求めながら進んでいる時代ではないかという気がします。この意味で、キリスト教を伝えるチャンスという見方もできるでしょう。

先ほどあげた、子どもの独立の時にうつ状態を経験したBさんは、「私はこのみことばによって救われました」と語っています。そのみことばは、新約聖書、ヨハネの福音書四章一三―一四節です。この世のものは表面的には一時的に渇きを潤しますが、この世の「水を飲む者はだれでも、また渇く」のです。

「しかし、わたしが与える水を飲む人は、いつまでも決して渇くことがありません。わたしが与える水は、その人の内で泉となり、永遠のいのちへの水が湧き出ます。」

人の目標喪失を救うものは、神様から与えられるいのちの水以外にはないということを本当につかめば、「うつ」から解放されると思います。神様から与えられるいのちの水を飲み続けることを人生の目標にするとき、「うつ」に落ち込むことはなくなるでしょう。

## 関係の断絶と「うつ」

普通、うつ体験は、目標を喪失した場合と、人と人との関係の断絶、また、自分と慣れ親しんだ環境との断絶を契機として発生します。「引っ越しうつ」ということばがありますが、事実多いのです。引っ越して新しい家に移った途端に、うつ状態に陥ります。これは、慣れ親しんだ自分の家、環境、近所の人たちとの付き合いなどから断絶されたためです。

また、「栄転うつ」ということばもあります。たとえば、係長が課長になった途端に、「うつ」になる場合です。以前の慣れ親しんだ環境から断絶し、今までの同僚や部下との関係から離れて新しい人間関係をつくり出さなければならないためです。この、人との関係の断絶は、どうも最終的には、人と神との関係の断絶につながっていくのではないかと思えてなりません。神様との正しい関係をもつときに、人との関係の断絶などで「うつ」に落ち込むことは少なくなるのではないかと思われます。

時代が進むにつれて信仰心（ただキリスト教だけでなく、全体的な日本人のいわゆる信仰心）の薄れが、私たちの日本の社会にも起こってきました。以前には、間違った神であっても何か超自然的な力と自分との関係に思いを馳せるということがありました。信仰心が薄れてきた現在、人と人の関係だけにしか安住の地を見いだせない時代になっているように思います。

旧約聖書の伝道者の書一章一七―一八節を開いてみましょう。

「私は、知恵と知識を、狂気と愚かさを知ろうと心に決めた。それもまた、風を追うようなものであることを知った。

実に、知恵が多くなれば悩みも多くなり、

知識を増す者は苛立ちを増す。」

文明が進めば進むほど、私たちは悩みを増すのではないでしょうか。都会においては、自然の力を経験することが本当に不足しています。

ある仏教系大学の学長で、また僧侶である方と話す機会がありました。この方は、いろいろな人の死に目に会ってこられました。私が死の臨床に関心をもっていることもあって、その話になりました。この先生は、死に顔に非常に興味をもっておられました。亡くなるとき、顔つきが一番穏やかなのは農業を営んでいる人であるとのことでした。これには、私はとても感銘を受けました。私はクリスチャンで、その方は僧侶ですから、信仰は違うのですが、いわゆる宗教心というものでは一種共通したものを感じました。

農業をしている人は、人間の力ではどうにもならない神の力、超自然的な力があると認めざるをえない生活をしています。台風が来れば、生活に響くような収穫の減りがあります。それから、日照時間が少なかったら、米の出来が悪くなるとか、自然の力に直接接して、人間の力や知恵で測ることのできない超自然的な力というものを肌で感じて生活してきました。それゆえ、自然に信仰心が生まれてきており、それが穏やかな死に顔に反映しているのではないでしょうか。間違っているかもしれませんが、二人でそのような結論を出しました。

様々な価値観が錯綜し、急速に変化する現代は、私たちクリスチャンがもっと神様との関係を訴え続けないと、ますます人間と神との断絶が進んでいってしまうのではないでしょうか。

さて、次の三つの聖書のみことばを皆さんがそれぞれの信仰の量りにしたがって、これまでの話と結びつけていただければ良いのではないかと思います。

「ですから、兄弟たち、私は神のあわれみによって、あなたがたに勧めます。あなたがたのからだを、神に喜ばれる、聖なる生きたささげ物として献げなさい。それこそ、あなたがたにふさわしい礼拝です。この世と調子を合わせてはいけません。むしろ、心を新たにすることで、自分を変えていただきなさい。そうすれば、神のみこころは何か、すなわち、何が良いことで、神に喜ばれ、完全であるのかを見分けるようになります。私は、自分に与えられた恵みによって、あなたがた一人ひとりに言います。思うべき限度を超えて思い上がってはいけません。むしろ、神が各自に分け与えてくださった信仰の量りに応じて、慎み深く考えなさい」（ローマ人への手紙一二章一—三節、傍点筆者）。

何が神のみこころであるか、神に受け入れられることかを探っていくことが、私たちの人生の目標であると思います。それを人生の目標としていれば、まず「うつ」に落ち込むことはないでしょう。人生のいろいろなところで別れがありますし、また喪失体験があります。ですから、私自身が将来なんらかの喪失体験を経験して、うつ状態に落ち込まないという保障はどこにもありません。しかし、神様の愛を知っているならば、喪失をも益に変えてくださる神様がそれを通して教えてくださること（決して、それは私たちに対する懲罰ではなくて、必ず薫陶とか訓戒とか教えとかの側面を含みます）も知っているわけですから、少なくとも、立ち上がれないようなうつ状態に落ち込むことは避けられるのではないかと思います。クリスチャンとして、どうすれば神に喜ばれるかを探り続けることを人生の目標にすることが大切なのだと思います。

「ですから、何を食べようか、何を飲もうか、何を着ようかと言って、心配しなくてよいのです。これらのものはすべて、異邦人が切に求めているものです。あなたがたにこれらのものすべてが必要であることは、あなたがたの天の父が知っておられます。まず神の国と神の義を求めなさい。そうすれば、これらのものはすべて、それに加えて与えられます。ですから、明日のことまで心配しなくてよいのです。明日のことは明日が心配します。苦労はその日その日に十分あります」（マタイの福音書六章三一―三四節）。

「神の国とその義とをまず第一に求めなさい」ということばは、私はクリスチャンになってから何回も聞いていますが、この中に大きな真理が含まれています。ここに立脚すれば、私たち自身の「うつ」への落ち込みを防ぐことができると思います。「うつ」とは、自分の無力さをひしひしと感じる状態です。そういう意味で「うつ」を利用するというわけではありませんが、「うつ」の時は本当にキリスト教を伝えるチャンスだと思います。「うつ」をきっかけにして求道を始めてクリスチャンになった例は、先に述べた三人の方以外にもかなりあります。

なぜ、「うつ」がキリスト教を伝えるチャンスなのかというと、それは人は「うつ」の時に、いろいろな鎧《よろい》を脱いでいるからだと思います。私たちは、地位、名誉、財産、肩書きなどでいろいろと自己防衛をしながら、毎日生活しています。様々な鎧をつけているときには、神様からの語りかけになかなか心を開くことができません。しかし自分の無力さを本当に自覚して、その鎧などどうでもよい、とにかくこの無力な自分を何とかしてほしいという気持ちが起こっているときが、「うつ」ではないかと思います。

少し脱線しますが、赤ちゃんが生まれて一年間くらいは、お母さんの保護の下に日を送ります。そのとき赤ちゃんには鎧がありません。自我がないので、全く何の抵抗もなくお母さんに心を開いています。お母さんがいらいらしていると、必ずそのいらだちは赤ちゃんの中にそのまま入ります。お母さんが非常に平安な気持ちでいると、お母さんの平安が赤ちゃんの中に入ります。まったく怖いくらいに、お母さんの状態がそのまま子どもに入ります。

何か不安とか緊張、いらだちをもって育児をしていると、不安、緊張、いらだちは子どもの中に入りますから、子どもは三つの症状を呈します。寝ない、食べない、出さない（便秘）です。寝る、食べる、出すの三つのことが問題なくうまくいっているというのは、基本的に人間の心の状態が平安であることの証拠です。寝られなくなり、食べられなくなり、便秘に傾くのが「うつ」です。それは、赤ちゃんの不安な状態とまるきり同じです。うつ状態にある人が、不安な状態にある赤ちゃんと同じような症状に悩むとは興味深いことです。

患者さんの中でよく、入院と同時に子ども返りのようなことをする人があります。子どもっぽくなって看護師さんにべたべた甘えてみたり、本当は立てるのになかなか立たなかったりします。そういう現象を「退行」(regression)といいます。

退行する、子ども返りをするのは、普通、良くないものだと規定されがちですが、必ずしもそうとばかりは言えないようです。「うつ」は創造的な退行(creative regression)と呼べるように思えてなりません。自分のもっている鎧《よろい》、すなわち、地位、名誉、財産などを投げ捨てて、今から新しいものをつくり出すという創造的な意味での子ども返りを、創造的退行と言いたいのです。

赤ちゃんは創造的な存在で、無限の可能性があります。親は赤ちゃんにそれを見ています。私たちは「うつ」の悪い側面ばかりを見がちです。しかし、赤ちゃんの平安でない状態がもっている、寝ない、食べない、出さないという三つの症状を「うつ」が示すことの中に、私は創造性を見ます。それは、本当の意味での神様の愛がわかるような状態になっているのではないかという創造性です。

マタイの福音書一八章三節に、「向きを変えて子どもたちのようにならなければ、決して天の御国に入れません」というみことばがあります。この子どもは決して、よちよち歩きの子どもではありません。よちよち歩きの子どもは、もうすでに自我をもっています。嫌なことは「嫌」と言いますし、嫌な人にはむずかって抱かれません。聖書のこの箇所で言っている子どもは、語源的にも乳飲み子を指しています。自我をもっていない乳飲み子のような状態にならないと神の国に入れない、鎧兜《よろいかぶと》を捨てないとだめだと、神様は言っておられるのです。

うつ状態とは、非常に創造的な退行をしている状態、すなわち、乳飲み子のような自我のない素直になっている状態と考えられます。ですから、みことばが非常に入りやすい状態です。もっと極端にいえば、神様はご自分の愛を知らせるために、この世にうつ状態をつくっておられるのではないかと思われるほどです。

「こういうわけで、あなたがたは、食べるにも飲むにも、何をするにも、すべて神の栄光を現すためにしなさい。ユダヤ人にも、ギリシア人にも、神の教会にも、つまずきを与えない者になりなさい。私も、人々が救われるために、自分の利益ではなく多くの人々の利益を求め、すべてのことですべての人を喜ばせようと努めているのです」（コリント人への手紙第一、一〇章三一―三三節）。

私が個人的に教えられるのは、最後の「私も、人々が救われるために……」のところです。一人の精神科医として神様から与えられているチャレンジは、人々が救われるために、微力ながら働くことです。そういう意味で、「うつ」の人の治療は私にとって大きなチャレンジです。今までお話ししてきたように、それが人生の目標と関係しており、また、神様との関係に関わっていること、したがって最終的には、信仰――神様の愛――をつかみやすい状態にあることを、クリスチャンの精神科医は見逃してはいけないと思います。そういう状態に陥っている方の治療に携わるという特権を、神様は私に与えてくださいました。それを本当に謙虚に受け取りたいと思います。「うつ」の人々に最終的に働かれるのは神様ですが、そういう人たちに少しでもキリスト教の福音を聞いてもらえるきっかけをつくる作業だけは、し続けていかなければならないと思っています。

## 7　心とたましいの健康——秋、その2——

よく、健康は一生の宝であるといいます。私は医師ですので、健康ということに関しては人一倍関心があるわけですが、人が健康であるということは、神様からの測り知れない祝福であると思います。

昔から、この世の中で嫌なことが三つあると言われています。それは、病気になることと、年を取ることと、死ぬことです。私たちには、病気、老い、死をできるならば避けて通りたい、できたら考えたくないという気持ちが非常に強くあると思います。

病気は、いろいろ注意をすれば、ある程度避けることができます。老いも避けることができます。少し変な表現ですが、早く死ねばいいのですから。とはいっても、早く死ぬのもなかなか難しいことです。しかし、死は避けることができません。私は最近、亡くなっていく人々の枕元に座って、その方々の心の問題に耳を傾けるような仕事をしています。この経験から、日本人は特に、この死の問題について、また老いの問題について、積極的に考えようとしない国民であるように思えて仕方がありません。

ある老人ホームの施設長をしている方が、興味深い話をしてくださいました。この先生はクリスチャンで、老いと死の問題をもっと積極的にみんなで考え、話し合っていこうという姿勢を取っておられます。

老人ホームでは、もちろんご老人がいることから、老いと死は日常茶飯事です。ご老人が二、三人、中庭を散歩しているとき、なんとか老いの話をしたいと思って、後ろから追いかけて「おい、おい」と声をかけても、プイと横を向いてしまうということでした。また食後に、二、三人がテーブルを囲んで茶飲み話をしているところへ、「よし。きょうは頑張って死の話をしよう」と意気込んで行くと、口に指をあてて「シーッ」と違う「し」が出てきます。もうその話はやめてほしいというわけです。このように、老いや死を忌み嫌う傾向が日本人には強いのではないでしょうか。

最近、息子の教科書を見て、「男」という字は田んぼで力仕事をする人のことだとわかりました。「男」に意味があるのなら、きっと「女」にも意味があると私は思いました。女偏に良いと書いて娘です。結婚して女偏に家がつくとお嫁さん、だんだん年を経て古がつくと姑《しゅうとめ》になります。それから、さらに年を取って顔に波が押し寄せて上に載るとお婆さんになります。ときに差別的な感じも受けますが、漢字には、それなりの意味があるようです。これは言語学的に正しいかどうかわかりませんが、とても興味あることであると思います。

死を忌む、老いを忌む、病気を忌むというときの忌むという字は、己の心と書きます。自己の心です。これは、日本人の一人ひとりの心の中に本当に根深く巣食っている、嫌がる心、忌み嫌う心のことだと思います。この忌むという心が、病気とか老いとか死とかに対して、私たちが怖がったり、避けて通りたい、できれば、もうそんなことは考えたくない、蓋をしておきたいということと関係しているのではないでしょうか。

## 四つの健康

私たちは日ごろ、健康、健康とよく言いますが、どういう状態を健康と言うかということになると、あまり真剣に考えていません。よく引用される世界保健機構（ＷＨＯ）では、健康の定義として次のように書かれています。

「健康とは、単に、からだに病気がないとか、からだが弱くないというだけでなく、肉体的にも、精神的にも、社会的にも、完全に調和のとれた良い状態である。」

肉体的に健康であるということは、だれにでも理解できます。ところが、精神的健康、社会的健康となると、どういうことを意味するのか少し難しい感じがします。世界的に認められている健康の定義は、三つの側面から成っています。からだの健康、心の健康、社会的な健康、この三つが必要だと世界保健機構が言っているわけです。

しかし私はクリスチャンになってから、この三つが満足されたからといっても、決して私たちは真の意味で健康になれるものではないと確信するようになりました。もう一つ、どうしても霊的な健康ということが付け加えられる必要があります。ですから、真の意味で私たちが健康になるためには、身体的・精神的・社会的・霊的な健康の四つの面で健康になる必要があります。また、この最後の霊的健康が他の三つの健康に大きな影響を及ぼすのを、最近、医師としての私の経験から特に感じさせられています。

この四つの健康は、決してそれぞれ分けて考えることはできません。ここまではからだの問題、ここまでは心の問題、ここからは社会的な問題、それ以後は霊的な問題という形で分けることができない側面をもっています。オーバーラップする面が多くあるわけです。そして、互いに大いに関係しています。

テサロニケ人への手紙第一、五章二三節を開いてみると、このようなみことばがあります。

「平和の神ご自身が、あなたがたを完全に聖なるものとしてくださいますように。あなたがたの霊、たましい、からだのすべてが、私たちの主イエス・キリストの来臨のときに、責められるところのないものとして保たれていますように。」

ここに、「霊」「たましい」「からだ」という三つのことばが出てきます。この「からだ」という語は、ギリシア語で「ソーマ」といいます。それから、「たましい」は「プシュケー」、「霊」は「プニューマ」ということばです。日本聖書協会の口語訳聖書では、「たましい」のところに「心」ということばが使われています。人間は霊的・精神的・身体的な存在であることを聖書は教えています。霊と心とからだ、これは今まで話してきた、霊的な健康、精神的な健康、身体的な健康のことと密接に関係すると考えてもよいと思います。この聖書の箇所には、社会的な健康についての叙述がありません。世界保健機構のほうには、霊的健康が抜けています。私がクリスチャンの医師として感じるのは、からだ・心・社会・霊、この四つの面で健康にならなければ、真の意味で神様に喜ばれるような健康な存在と言えないということです。

## 身体的健康

からだの健康については、詳しく説明する必要はないと思います。ただ強調したいのは、最近、精神身体医学という医学の分野がずいぶん発達していることです。純粋にからだの病気というのは、ひょっとしたら存在しないのではないかとさえ言われてきています。

一例をあげると、心に原因があって、からだに何か問題が起こってくる、いわゆる現代病の典型的なものとして胃潰瘍があります。以前、胃潰瘍についていろいろなことがわかっていなかったときには、いわゆる暴飲暴食がその原因だと言われていました。しかし現在、暴飲暴食が胃潰瘍の原因だと信じている医師はまずいません。社会における様々なストレスが原因であろうと言われています。

それから、皮膚病でじんましんのようなものも、精神的な要素がその発生に深い関係があります。また、最近増えている円形脱毛症があります。これも、ストレスが関係していると言われています。それから、高血圧、糖尿病、リューマチなど、今までからだの病気とされていたものが、実は精神的なことに非常に関係があると言われてきています。興味のあることに、同じストレスの中に置かれても、その人その人によって症状が違っています。

私の勝手な解釈かもしれませんが、神様は私たちを造ったときに、ところどころ弱い所を造られたのではないでしょうか。そして、あまり働きすぎたり不摂生な生活をしすぎたりすると、そこに危険信号を出して、ちょっと休みなさいと言われるのではないでしょうか。

緊張した時とか上がった時とかに、それが出てくる場所が人によって違うのは実に不思議だと思います。たとえば、人前で上がって胸が非常にどきどきする人がいます。私はクリスチャンになってから、教会などでときどき話をする機会が与えられます。私の場合、不思議に心臓はどきどきしませんが、喉がとても渇きます。どうも喉が弱いのでしょう。またある人は、顔が真っ赤になります。

からだの問題で、一つだけ神様の素晴らしさをお話ししましょう。からだの健康ということからは、少しはずれるかもしれませんが。

私は『病める心の理解』(いのちのことば社)という本を以前に書きました。そこでも少し触れたことですが、神様が私たちを造られたことを知る、本当に素晴らしい経験をしました。医学部の学生だったとき、組織の試験がありました。からだのいろいろな部分の組織標本を顕微鏡で見て、教授の前でそれがからだのどの部分なのかを答えなければなりません。私はそれを見たとき、玉ねぎのお化けのようで、なんだか全然わかりませんでした。そんなものを見たことがないのです。それで、「先生、すみません。わかりません」と言うと、教授は「きみ、勉強不足だね、毛根だよ」と言われました。

家に帰って組織の教科書を見ると、驚いたことに毛根は十五層から成っているとありました。十五の層がきれいに並び、それぞれの層が全部違う働きをしているのです。そして、その一つの層の働きを研究するために、数人の学者が一生をささげているくらいです。たとえば、ハックスレイ層という一つの層がありますが、この層の働きを調べるのに、ハックスレイという人は一生をささげました。彼はイギリスの生理学者ですが、この毛根の中の一つの層の働きを一生かけて調べたのです。それから、ヘンレ層というのもあります。この層を研究した人はドイツの解剖学者です。髪の毛の栄養をつかさどる層、引っ張ったときに痛みを感じますが、そのような感覚をつかさどる層、それに毛に湿り気を与えるために油脂を分泌する層など、十五の層のそれぞれの働きによって毛は生きて、その働きを保っているのです。

私たちはこのような素晴らしい髪の毛を、だいたい何本くらいもっていると思いますか。かなり多い人と少ない人がありますが、普通は十万本あります。十万本の髪の毛の一本一本に十五の層があって、それぞれの働きをしているのです。マタイの福音書一〇章二九―三〇節の有名なみことばにあるように、この一本一本を神様は数えておられます。

「二羽の雀は一アサリオンで売られているではありませんか。そんな雀の一羽でさえ、あなたがたの父の許しなしに地に落ちることはありません。あなたがたの髪の毛さえも、すべて数えられています。」

私たちのからだが神様に造られたことを、私は顕微鏡の玉ねぎのお化けを見て確信しました。こんなものが偶然できるはずがないという気持ちが、ひしひしと押し寄せてきたのを覚えています。そういう私たちのもっている素晴らしいからだも、やはり病みます。たとえば、髪の毛の円形脱毛症は、ストレスのために頭の一定の場所に行く血管が収縮して血液循環が悪くなり、そのために丸く毛が抜けるということがわかっています。髪の毛のところへ行く血管はそのところまでまっすぐ来て、それから菊の花のように分かれています。そして、菊の花のつけ根にあたるところが収縮すると、その分布している部分だけが丸くはげるのです。これがストレスから来るということが、最近わかってきました。ですから、心とからだは本当に密接に関係しているのです。

## 精神的健康

今度は、精神的健康、心の健康ということについて、今考えていることを少しお話しします。病気とは、文字どおり「気を病む」と書きます。そのことからも、どんなからだの病気でも、精神的なことが何らかの形で関わっていることがよくわかるような気がします。いろいろな心の状態によって、病気が発生します。先ほど言いましたように、現代病と言われる胃潰瘍などは都会でずいぶん増えています。以前、日本人の死因の第一は脳卒中、第二は癌でした。しかしある年から、それが逆転しました。六大都市で、まずその事態が生じました。そして、癌とストレスとの関係が盛んに研究されるようになりました。癌の患者さんと面接をして、非常に大きなストレスを経験していて、それが癌の発生に大きな影響を及ぼしている場合があるのがわかってきています。もちろん、癌についてはまだ本当の原因はわかっていませんが、ストレスが関係している可能性が次第次第に明らかになってきています。

私たちは心の状態をしっかり保ち、心の中に平安をもっていなければ、からだの病気に取りつかれることになります。今は、心の病気とからだの病気とがそれほどきっちりと分けられない時代だと私は思います。私は医者になってから、確かに心の病気が増えていることを実感しています。特にうつ病が非常に増えています。そして、うつ病に罹った人といろいろ話をしてみると、その人たちが本当の意味での心の平安をもちたいと思っていることがわかります。

それでは、心の健康を保っている人、精神的に健康である人とは、いったいどういう人でしょうか。うつ病やノイローゼに罹りにくい人は、どういう人でしょうか。世界の精神医学者が、どのような人がノイローゼに罹りにくいかをいろいろ研究しています。世界的に完全に意見が一致しているわけではありませんが、私は、自分自身の精神科医としての経験から、精神的に健康な人は三つの性質をもっていると思うようになりました。

一番目は「謙遜な人」です。二番目は「寛容な人」、三番目は「謝ることのできる人」です。この三つの条件を備えている人は、心の病気になりにくいという印象を私はもっています。不思議なことに（当たり前といえば当たり前なのですが）、このそれぞれが聖書にちゃんと書かれています。一つ一つ、聖書を見てみたいと思います。

まず、謙遜な人については、ピリピ人への手紙二章三―四節にこのようなみことばがあります。

「何事も利己的な思いや虚栄からするのではなく、へりくだって、互いに人を自分よりすぐれた者と思いなさい。それぞれ、自分のことだけでなく、ほかの人のことも顧みなさい。」

本当にはっきりと書かれています。「へりくだって、互いに人を自分よりすぐれた者と思いなさい。」これは、謙遜な人の聖書的な言い方だと思います。また謙遜な人は、自分のことだけでなく他の人のことをも顧みることができます。

二番目の寛容な人については、コリント人への手紙第一、一三章四節があります。

「愛は寛容であり、愛は親切です。また人をねたみません。愛は自慢せず、高慢になりません。」

この「愛」ということばを「精神的に健康な人」と置き換えて読んでみれば、ぴったりくるのです。「精神的に健康な人は寛容であり、精神的に健康な人は親切です。また人をねたみません。精神的に健康な人は自慢せず、高慢になりません。」ここでは、寛容ということが教えられています。

それから三番目は、謝ることのできる人。それについては、ヨハネの手紙第一、一章九節にこういうみことばがあります。

「もし私たちが自分の罪を告白するなら、神は真実で正しい方ですから、その罪を赦し、私たちをすべての不義からきよめてくださいます。」

神様に対する罪の告白は、人間と人間の間に起こることからいえば、「本当にすみませんでした」と謝る心だと思います。そういう心をもっている人は、精神的に健康な生活を送れるのではないでしょうか。

## 社会的健康

三番目の社会的健康、これは少しわかりにくい概念です。しかし、私はこれも非常に大切なことだと思います。一言でいえば、私たちそれぞれが与えられている社会生活の中で真に自己実現ができているかどうかが、社会的健康を全うしているかどうかの試金石になります。

「与えられている社会生活の中で」とは、学生の場合は学生という身分、学校での生活ということです。仕事をもっている人、たとえば会社員の場合であれば、自分が会社員としてその会社の中で自己実現ができているかどうかということです。専業主婦であれば、主婦として家でちゃんと自己実現ができているかどうかということです。そういう自分に与えられている場で、自分の仕事に生きがいを感じ、その中で自己を実現するとは、どういうことでしょうか。特にクリスチャンの場合には、結局その中で、神様が私をここに置いておられる、私はここで神様の証しをしていくのだという自己実現ができているかどうかが、社会的健康ということになると思います。

もう一つ社会的健康の側面で大切なのは、精神的健康とそうはっきり分けることはできませんが、対人関係の中で、私たちが本当に主を証しすることができるか、リラックスしてどんな人とでも交わることができるかということです。これが、社会的健康の中でとても大事なことです。今までに身体的なこと、精神的なこと、社会的なことは切り離すことはできないと述べてきました。一つの例として、赤面恐怖症の話をしてみましょう。

この赤面恐怖症というのは、からだの問題と精神の問題と社会の問題の三つが関係している病気です。上がったり緊張したりすると、本当に顔がポーッと真っ赤になる人がいます。真っ赤になっても、自分が赤くなるだけだから別に構わないと思える人は、赤面恐怖症ではありません。この場合は、赤くなることを受け入れているからです。赤くなることを非常に恥ずかしがって人の前で話ができない、たとえば、教室で学生が当てられると、足もガタガタ震えてしまって、どうにもならないというようなことが問題なのです。

赤面恐怖症の人に起こっているのは、顔が赤くなるということです。それを組織学的にいうと、顔の血管が拡張しているのです。顔の血管が拡張すると、流れる血の量が増えます。赤い血がたくさん流れると、外から見れば赤く見えるわけです。身体的に起こっているのは、それだけのことです。しかしその前に、上がる、緊張するという精神的な作用があります。上がったり緊張したりするから、それが脳の中にある血管拡張中枢に働きかけて、刺激が顔の血管に行き、血管が拡張して血が流れる量が増えるというわけです。

しかし赤面恐怖症の人でも、ひとりで家にいるときにはポーッと赤くはなりません。初めて会う人と話をするとか、多くの人の前で話をするとか、必ず社会的な場面で赤くなります。人がいないときにポーッと赤くなる人は、ほかのからだの病気だと考えてよいでしょう。

ですからこれは、人前で上がる、人前で緊張するという社会的な病気なのです。それから、緊張する、上がるということが強く起こりすぎるという意味で精神的な病気です。しかし、人の前で上がっても、どきどきするだけで、顔が赤くならない人もいますから、顔の血管が敏感だという意味で身体的な病気でもあるのです。この社会・精神・身体という三つがそろって、初めて赤面恐怖症が成立します。ですから、一つの病気、一つの状態を一元的に考えることは非常に難しいと言えます。その中には、社会的なこと、精神的なこと、身体的なことが複雑に入りまじっているのです。

## 霊的健康

次に、私が一番言いたい霊的健康についてお話しします。この霊的健康はなかなか難しい概念なのですが、人間は霊的な存在であるから、やはり霊的な健康が蝕まれることがある、と私は思います。旧約聖書の創世記二章七節を開いてみましょう。

「神である主は、その大地のちりで人を形造り、その鼻にいのちの息を吹き込まれた。それで人は生きるものとなった。」

神様が私たちを創造したとき、私たちにいのちの息を吹き込まれることによって、動物と人間とを完全に区別されました。この、いのちの息とは霊という意味です。ですから、私たち人間は他の動物と全く違い、霊的な部分をもっています。からだ・心・社会は、ほかの動物ももっています。

動物の心の例として、犬のうつ病を取り上げてみましょう。犬のうつ病などは聞いたことがないと言われるかもしれません。しかし私は、私の家の犬がうつ病になったのを見たので、これは確かです。

数年前に私は、アメリカに留学する機会が与えられて、三年間家を留守にしました。私の母がずっと犬の面倒を見てくれていましたが、最後の親孝行にと、この年取った母をアメリカに呼びました。その二か月の間、犬の世話を隣の人に頼みました。世話といっても、鎖につなぎっぱなしで、餌をやるだけでしたから、人間的な接し方ではありませんでした。そのうち隣の人から手紙が来て、「どうもこのごろ、ワンちゃんの様子がおかしいのです。食欲もないし、なんだか元気がないんです」と書かれてありました。心配でしたが、早く帰ることもできず、そのままにしておきました。

留学が終わって帰ると、実に犬が憂うつそうな顔をしているのです。私は、知識として犬にもうつ病が発生することがあることは知っていました。しかし実際に、うつ病にかかった犬を見たのは初めてでした。犬は、動作がとても鈍くなっていました。また、よたよたしていて元気がありません。本当にかわいそうだということで、三人の子どもが三日間、一生懸命抱いたり散歩に連れて行ったりして終日接触するようにしました。不思議なことに、三日後には目の輝きが違ってきました。それから、顔の相が変わりました。動きが活発になりました。次第に食欲が出てきました。私は、「はあー、犬でも『うつ』ってのがあるんだなあ」とあらためて思いました。これは犬の心です。

しかし犬は、憂うつだからといって、「神様、なんとかしてください」と祈りはしないでしょう。たくさんのうつ病の患者さんの中には、求道者や、教会へ行っている人、またキリスト教の信者もいます。その方々は「神様、私は今どうしてよいかわかりません。なんとか助けてください」と祈ります。この祈るという心は、人間が霊的な存在である証拠です。

それから、動物の社会の例として、蟻の社会や蜜蜂の社会があります。蜜蜂の社会などを見てみると、戦争はないようですし、みんな協力しているし、ある意味では人間の社会よりもずっと素晴らしい社会です。しかし、蜜蜂に霊的な世界はありません。私たちが神様から霊の部分を授かっているのは素晴らしいことですが、この霊的な健康が蝕まれると、大変なことになるわけです。

霊的な健康が蝕まれた、霊的に不健康な状態とは、結局、私たちが罪人であることを認められない状態であろうと私は思います。自分が罪人であることを認めて、その罪を背負って十字架の上で死んでくださったイエス様を信じることによって初めて、私たちは罪から解放されるのです。ですから、罪のままでいる状態が霊的に健康でないということになります。そういう意味で、日本人は霊的に大重病人であると言えます。

先ほど、忌むという字は己の心と書くと言いました。それから、男は田んぼで力仕事をする人という意味でした。罪という字にも、特別の意味があるようです。これは、ある尊敬する牧師から聞いた話の受け売りですが、罪という字は「四つの非《あら》ず」と書くというのです。「非ず」とは、そうあってはいけないという意味です。「四つの非ず」とは、その牧師のお話によると、「不法」と「不善」と「不義」と「不信」です。

私は、本当だろうかと思って、『聖書大辞典』で罪についていろいろ読んでみました。すると、罪ということばに七つくらいの意味が見つかりました。罪とは、もともと「的はずれ」という意味のようですが、そのほかに、「義ならざること」、「信じないこと」とあって、不義、不信を表しています。やはり、私の勉強した結果からも正しいようです。

「不法」の罪は法的な罪、すなわち法律を犯すということで、私たちはあまりこの種の罪は犯しません。私はこの法的な罪に関しては、生まれてから罰せられたのはスピード違反で罰金を払ったことだけです。これは法的な処罰です。皆さんも、法律的な罪というのはそう犯さないでしょう。

二番目の「不善」は、道徳的な罪です。これはよく犯します。「日本人は公園を散らかして一つも整理をしない。自分の家はきれいにするくせに」とよく言われますが、これは日本人が犯しやすい道徳的な罪、不善です。

それから「不義」は、神の前に義ならざることで、この罪から離れるのは悔い改めてからも難しいことです。マタイの福音書六章三三節に、「まず神の国と神の義を求めなさい」というみことばがあります。また、ローマ人への手紙三章一〇節に、「義人はいない。一人もいない」と書かれています。神様の目から見れば、義人は一人もいないのですから、私たちは、唯一の義人であるイエス・キリストにできるだけ近づいていこうと努める以外に、この罪から逃れることはできないのです。

ところが、一番大きな罪は「不信」の罪であるとその牧師は言いました。神の存在を信じない罪、神なんかいるものかという罪、これは本当に恐ろしいと思います。残念なことに、日本の国民の多くは、神なんかいるものかと言って、大きな罪を犯しています。

さて、霊的に歯止めのかかる人と、歯止めのかからない人がいます。クリスチャンの多くが自死を考えないのは、自分が神様によって造られ、神様によって生かされていることを信じているから、自らの意志で自らのいのちを取ろうとしないからです。では、クリスチャンでない方、神様を知らない方の中で、自死する人と、しない人がどうして分かれるのでしょうか。これは私の勝手な考えかもしれませんが、霊的な部分がまだそれほど冒されていない人は自死をしない。しかし、たとえばうつ病という病気が霊的な部分にまで及ぶと、自死ということが起こるのではないか、と思います。当たり前のことですが、人間以外の動物は自死することはないようです。猫が首をつったとか、犬が身投げしたとかは聞きません。私たち人間のみが自死するのです。ある人が、「人間とは自死する動物である」と言いましたが、ある面でそれは正しいのです。人間には霊的な部分があり、その霊的な部分が病んでいるから自死に追い込まれるのではないかと思います。

信仰をもっていない人でも、何か生かされているという感じをつかんでいるなら、自死は考えません。それから、なんらかの歯止めをもっている人は自死をしません。一番大きな歯止めは、やはり家族です。自分が死んだら、残された家族はどんな悲しい目に遭うだろうかと考えて、自死を思いとどまる場合があります。これは良い人間関係を通しての歯止めです。また、家族がおらず、ひとり暮らしの人でも、特定の人と密接なつながりがあって、「あの人はあれだけ私のために心配してくださっているのに、もし自分が自死をしたら、きっと悲しむだろう」というような人間関係ができていたら、それが歯止めになります。だれかに本当に愛されている人は自死を思いとどまると言われますが、信頼できる愛情に根ざした人間関係は人を自死から救うと言うことができるでしょう。

## 慰め人

ここで、まとめをしたいと思います。私はこの話の準備をしていて、一つのみことばが心に浮かびました。それはコリント人への手紙第二、一章三―七節です。特に四節だけを読んでみましょう。

「神は、どのような苦しみのときにも、私たちを慰めてくださいます。それで私たちも、自分たちが神から受ける慰めによって、あらゆる苦しみの中にある人たちを慰めることができます。」

心と霊の健康をもっている人とは、一言でいえば、慰め人であると私は思っています。慰め人とは、神様から慰めを受けており、その慰めをもって人を慰めることのできる人です。それが真の意味で、心と霊の健康をもっている人ではないかと思います。トルストイの有名な『アンナ・カレーニナ』の冒頭に、このような含蓄の深いことばがあります。

「すべて幸福な家庭は、互いに似通っているが、不幸な家庭は、それぞれに不幸の趣を異にしているものである。」

これは、実に至言だと思います。このことばを読んだときに、私は日常生活の中で、心の病をもって診察を受けに来るたくさんの方々のことを思い浮かべました。幸福な方が来ることはほとんどないということです。

不幸は親と子の問題であったり、嫁と姑の問題であったり、夫婦間の問題であったり、職場の人間関係の問題であったり、みなそれぞれ違います。私は、この方々を本当に慰めなければならないという気持ちになります。同僚によくこう言われます。「おまえは何年もの間、難しい問題を抱えている人ばかりと、よく付き合っているなあ」と。

私は精神科の外来で、毎日二十数人の方々の診察にあたってきました。今まで一番多かった記録は一日四十五人です。その方々は、一人ひとり大変な問題を抱えています。私は自分自身がどこからか慰めを得ていなければ、こんな仕事はできません。その慰めを私はやはり神様から得ています。神様からの慰めがなければ、私にはとてもできない仕事です。

私たちは、精神的にも身体的にも社会的にも霊的にも健康でありたいものです。そして、人を慰めたいと思います。「あの人のそばにいれば、何か慰められるのです」と言われるような人になりたいものです。私たちは神様から慰められていないと、とてもそんな人にはなれません。

人から愛されたことのない人は、人を愛することができないと、よく言われます。人を愛することができるのは、今までの生活の中で親から愛され、友だちから愛され、先生から愛され、何らかの形で愛された経験があるからでしょう。しかし、神様から愛されているという確信がなければ、真の意味で人を愛することはできないのではないでしょうか。それと同じように、神様からの慰めを私たちが得ていないなら、真の意味での慰め人にはなれないと私は思います。

私たちが慰めを与えられる方法として、二通りあると思います。一つは直接的な方法、もう一つは間接的な方法です。

直接的な方法とは、神様から直接に私たちが慰めていただくということです。具体的には二つの方法——祈りと聖書の学び——に尽きると思います。

私は診療の途中で、ちょっと席をはずして祈ることがあります。非常に難しい、私の対応の仕方によっては自死するかもしれない患者さんを診察していて、本当にどうしてよいかわからなくなり、心に不安が起こります。そして患者さんに少し待っていただいて、自分の部屋に帰って数分間静かに祈ります。祈ると、神様は不思議に適切なみことばを下さるのです。そのみことばをいただくと、不思議に心が慰められます。そして、患者さんと対応することができます。

また、日常生活の中でいろいろ悩みが起こったときに、やはり一番慰めを与えられるのは聖書のみことばです。同じみことばでも、そのときどきの自分の心境によって、ずいぶん教えられ方が違います。聖書ほど不思議な書物はないと思います。飢え渇きをもって聖書を学ぶときに、慰められたいと思って聖書を学ぶときに、必ず聖書はふさわしいみことばを私たちに与えてくれます。神様がそうしてくださることは、実に素晴らしいことです。これが直接的な神様からの慰めです。

間接的な方法とは、交わりだと思います。すなわち、クリスチャンの交わりです。私は、これは神様が与えてくださった特権だと思います。皆さんは、あの人のそばにいれば何か慰められるという人をご存じでしょう。そういう人は、必ず神様から直接の慰めを得ている人だと思います。神様が慰めをその人に与えてくださり、その人が管となって、神様からの慰めが間接的にその人を通して私たちのところへ来るのです。私たちは、本当にそういう人になりたいものです。

具体的に、二人の方が頭に浮かびます。一人は、淀川キリスト教病院のブラウン名誉院長です（一九八一年一月五日、六十五歳で召天されました）。ブラウン先生は、二十五年間日本で医療宣教師として働かれた素晴らしいクリスチャンドクターです。その先生のそばに座って、とにかく数分間話をするだけで、スーッと心が和みます。その和みは、ブラウン先生から人間的なものとして出てきているのではないことを、私は確信しています。神様がブラウン先生を通して慰めてくださいます。しかし通りよき管がなければ、神様はなかなかそういうことはなさいません。

もう一人は、私の教会の牧師です。牧師のそばにいると何か緊張してしまうという人もいるでしょうが、ありがたいことに私の教会の牧師は本当に慰め牧師です。ときどき仕事のことで相談に行くことがあります。そんなとき、共にいる、共にいて祈っていただくだけで慰めが与えられます。これはやはり、牧師が神様との間で慰められているからだと思います。

私たちが真の意味で心とたましいの健康を保っていくために、ぜひ慰め人になることを学ばなければなりません。そのためには、具体的にやはり三つの道しかありません。それは、祈りと、聖書の学びと、交わりです。ごくごく当たり前の結論ですが、そのことを通して私たちが慰め人になっていくことができるのです。

## 8　老いの問題――冬、その1――

冬には二つの大きな問題が存在します。それは老いと死です。医者という仕事をしていると、多くの患者さんに出会います。その出会いの中で、老いや死について多くのことを学びました。それは大きな特権と言えるものです。病院において患者さんの死は、ある意味で日常の出来事です。患者さんの死を通しても、いろいろなことを学びました。そのような機会を通して、私自身が教えられたことをお話ししたいと思います。

### 老いの特徴

老いの問題は、日本が老齢化社会に入ったことで、あちこちで話題になっています。けれども、なかなか系統立って学ぶことがありません。ここでは、老年期を少し専門的な立場から、できるだけわかりやすく系統的に把握したいと思います。

現在、日本では六十五歳以上を高齢者、そのうち六十五―七十四歳を前期高齢者、七十五歳以上は後期高齢者と定義しています。かつては初老期というと四十歳くらいからを指すのが一般的だったようですが、現在は平均年齢も伸び、六十歳くらいからこのことばが用いられるようになってきているということです。そこで、それにしたがって初老期、前期高齢者、後期高齢者の三つに分けて考えてみようと思います。

初老期　六十―六十四歳。
前期高齢者　六十五―七十四歳。
後期高齢者　七十五歳以上。

## (一) 初老期

一般に私たちが老化現象を自覚し始めるのは、からだの変化からです。いろいろな症状が出てきます。よく見られるのは、まず視力の低下です。皮膚のしわの増加、毛髪の変化（白髪になる人と薄くなる人がいます）、体力の低下、性的能力の低下が生じます。一つの大切な点は、体力の変化にもかかわらず、精神能力が最も円熟し、社会的経済的能力の最盛期であるということでしょう。

## (二) 前期高齢者

高齢者といっても、何歳以上を高齢者とするかの定義は明確にはありません。中年ということばにもはっきりした年代の枠がないように、本人が高齢者と思っていなければ別に高齢者にしなくてもよいわけです。ただこの時期になると、心やからだの状態にいわゆる衰退現象が認められるようになってきます。

精神的働きも身体的働きも不十分になって、今まで保持してきた社会的地位から引退しなければならなくなります。六十歳定年で、そのあと六十五歳まで嘱託で勤務するという会社が増えてきているようで、この時期に退職する人が多くいることと思います。

### (三) 後期高齢者

この年齢になると、からだのどこかに不調を覚える人が非常に多くなります。社会生活がかなり困難になってくる人も出てきます。個人差がありますが、全般的にいって、精神的にも少し衰えが見えてきます。

## 高齢者の心理

### (一) 初老期

この時期の三つの特徴は、(1) 不安、(2) あせり、(3) 抑うつ、です。

体力の衰えを感じると、死を遠いものではなく、近くに考えざるをえなくなります。それに対して不安が生じます。残りの人生が長くはないのに、まだしたいことがあることから、あせりも出てきます。特に、若いころ無理をしたり運動不足がずっと続いていたりするような場合には、仕事の能率が上がりません。不安やあせりがあるにもかかわらず、自分のしたいことができなくなると、抑うつに陥りやすくなります。

## ●起こりやすい状態、病気

### (1) 心気症

〈いろいろなからだの症状は年齢的な変化であるにもかかわらず、何か身体的な異常があると思い、気にする。とらわれが起こって、からだが心を支配するような状況に落ち込む。〉

肩がこったり、腰が痛くなったり、頭痛がしたり、軽いめまいがしたりするのはまず当然なことです。ところが特に神経質な人は、そういう状態になると、大変な病気があるのではないかと、すぐに病気に結びつけてしまいます。いつも、そこに意識を集中させてしまいます。

たとえば、何かのストレスがあり、疲れが二、三日続いて心臓がどきどきしたとします。すると、ひょっとして心臓の病気があるのではないかと、いつも心臓が気になって、意識を心臓に集中させてしまいます。集中すれば余計に動悸が激しくなるのは当然です。激しくなるから気になる、気になるから集中する、集中するから余計にひどくなる、ひどくなるから気になるという悪循環が成立してしまいます。いったん心気症に落ち込むと、なかなか治りません。どこかで悪循環を断ち切る必要があります。医者はこれくらいの症状があっても大丈夫だと、その人を指導します。

(2) 疾病恐怖

〈ある何か一つの病気にかかったのではないかという恐怖。たとえば、ちょっと頭が痛いと脳腫瘍ではないか、少し胃の調子が悪いと胃癌ではないか、胸に痛みがあると狭心症の発作でも起こして死ぬのではないか、などと考える。症状が出てきたときに、考えられる一番大変な病気を想像してしまう。心の敏感さが関係している。〉

(3) うつ病

〈うつ病はどんな年代でも起こるが、特にこの時期に多い。喪失体験が関係している。〉

初老期は、体力（身体的自信）・職業・子どもを失う（子どもの独立という意味で）時期でもあります。

(4) 被害妄想

〈被害妄想も起こりやすい。その根底にあるのは、いろいろなことに対する自信のなさである。人が自分の悪口を言っているとか、配偶者が浮気をしているに違いないなどと思い込む。〉

(5) 認知症（若年性）

〈脳の萎縮する病気。脳の老化現象によるもので、精神的なことではない。治療はなかなか難しい。よく物忘れをする。家に帰る道を間違ってしまったり、ひどくなると、自分の家族と

他人との区別ができなくなる程度まで進む場合がある。〉

精神的障がいの出やすい時期でもあります。先に思春期のところで、思春期が危機の時代であると述べましたが、危機とは、自分と周りとの関係が断絶して不安定な状況になることです。思春期を第一の危機とすると、初老期は人生における第二の危機の時代と言われています。男性の場合、職業から身を引くという大きな変化があります。また、ずっと育ててきた子どもが独立して、夫婦だけの生活が始まるのは大きな変化です。このように初老期には大きな変化があり、自分と周りの環境とが断絶する第二の危機の時代なのです。

㈡ **前期高齢者**

この時期の心理的変化には、次のような特徴があります。

⑴ 新しい物事に対して興味を示しにくくなる。

⑵ 過去に心を奪われがちになる。

⑶ 保守的、消極的。

⑷ 疲れやすく、根気が続きにくい。

⑸ 話が主観的でくどくなる。

まだこの時期に達していない者にとっては、高齢者の心の変化について、なぜああなのだろ

う と思うかもしれません。ちょっと不思議ですが、これらの変化に本人はあまり気づきません。四十歳くらいから、ぼつぼつその傾向が出始めると私は思います。ときどき私も妻から「その話、これで三回目よ」と言われます。

新しいことは記憶しにくくなりますが、古い記憶は本当によく保たれます。たとえば、診療の場で、高齢者の記憶力の程度を知るために、「今朝、何を食べましたか」と、よく尋ねます。昔のことはよく覚えている人が、今朝の食事の内容を思い出せない場合があります。

一番忘れやすいのは日にちです。○年○月○日○曜日を忘れます。日にちだけを忘れることは、若いころでもあります。

次に間違いやすいのは場所です。たとえば、ご老人で、病院に来ているにもかかわらず、「ここはどこですか」と聞くと、「このお寺はどこでしたかね」などと言われることがあります。場所の感覚が失われてきたら、その認知症は中程度に進んでいると考えられます。

一番大丈夫なのは人です。たとえば、場所がわからない人でも、「私はどんな仕事をする人ですか」と聞くと、「あなた、先生でしょう」と、だいたいの人が答えます。「一緒に来てくださった方はどなたですか。」「これは私の娘です」と、なぜそんなことを尋ねるのかと怪訝《けげん》そうな顔をして答える人はまだ良いほうです。だれが連れて来たのか、自分と家族との関係がわからなくなる程度になると、かなり重症です。

このように、忘れる順序は、日にち、場所、人の順です。

性格的特徴として、頑固さが目立ってきます。節約の傾向が出てきます。視野が狭くなって、自己中心的な姿勢になります。一般的に、疑い深くなる、愚痴っぽくなる、涙もろさが出てくる、などがあります。ときどき見られることですが、意地悪くなることもあります（これは、嫁と姑の関係に影響します）。

## 高齢者への接し方

高齢者に対して、若い人は何ができるかを考えてみましょう。一番大切なことは、高齢の方に自分は役に立つという気持ちをもってもらうことです。

よくある誤解は、まだかなり体力があって、いろいろなことができるにもかかわらず、親孝行のつもりで、家族が仕事を取り上げてしまうことです。「おばあさんはお年だから、これは私がいたします」というのが親孝行と思うのは大きな間違いです。高齢者にとって、それは大きな迷惑です。できるだけ、ちょっと無理かなと思う程度のことでも仕事をしてもらうことが大切ですし、認知症をも防ぐ要素になります。

ただ、そうしていると、ひょっとして高齢者に無理をさせているのではないかという気持ちが若い人に起こってくることがあります。日本人の悪いところは、「これは無理だろうなあ」と勝手に決めてしまうことです。高齢者はもしかすると、それをしたいと思っているかもしれません。精神的に元気で、やり遂げる力がある場合は、「それは私にできるからさせてほしい」とはっきり言えるでしょう。ところが日本人は、暗黙のうちにすっと取り上げてしまい、取られたほうはすっと渡してしまうことがあります。たとえば、「嫁がしたいだろうから、私は遠慮しておこう」と引っ込んでしまうのです。けれども、心にもやもやが起こって、「うちの嫁は気がきかん」とか、「私のことをわかってくれない」とかいう不満をもつことにもなります。若い人と高齢者が、話し合う努力を忘れないようにしなければなりません。そのためには若い人から手を差し伸べていくことが大切です。

嫁と姑が存在していること自体、問題をはらんでいると考えたほうがよいかもしれません。どんなに理想的な素晴らしい信仰をもった嫁と姑であっても、やはり問題は起こるのです。そのときに、信仰をもって話し合えるかどうかが勝負です。それができさえすれば、互いに必ず一致点を見つけることができます。若い者のほうから、「お母さん、これはしていただいたほうがいいでしょうか。私たちはなるべく、お母さんのご意見を取り入れたいと思います。無理なら私たちがしますし、そうでなかったらしていただくほうがよいし、どうでしょうか」と、ことばをかけてあげることです。

暗黙の了解は、非常に良い場合と、まずい場合とがあります。特に高齢者との間で、暗黙の了解が一番良いという日本の国民性を押し通すと、気まずくなる場合があるのです。

高齢者に対する留意点は、第一に、役に立っているという気持ちをもたせること、第二に、人間的なつながりをもたせてあげるよう努力することです。

人と人とのつながりの場を、できるだけ提供するようにします。老人性認知症の始まる一番大きな原因は、伴侶を亡くすことにあります。不思議なことに、夫が先に亡くなっても、妻の認知症はそれほど急に来ないのです。それは、妻にはいろいろすることがあるからです。ところが夫は妻を失うと、途端に認知症が出てくることがあります。それほど妻に頼っていたということがありありと見えます。現在の夫婦の生活を見てみると、家のこまごました仕事をする夫はまだ少ないのです。妻が夫の世話をしているというパターンになっています。ですから、一番つながりの深い妻が亡くなると、夫に認知症が起こるのです。もちろん、個人差はあります。

このときに必要なことは、今まで妻に任せていたいろいろなことを、だれかがすぐに肩代わりをすることです。妻が亡くなったという大きなショックによって、ある程度認知症が進むのは仕方がないかもしれません。しかし、若い人が代わって接触し、連れ出したり他の人と接触を保たせてあげたりすることが大切です。

ある意味で、教会も家庭と同じような雰囲気をもっているので、気をつける必要があります。「高齢者に奉仕の場を」と言いたいと思います。「もうお年ですから、このご奉仕は私たちがやります」と言うのではなくて、できるだけ奉仕の場を残してあげることが必要です。むしろ積極的にその方の体力、知力に応じた奉仕の場を提供することを、教会全体が考えなければならないのではないでしょうか。

負担になることを恐れて、私たちは思い過ごしをする傾向があります。確かにクリスチャンは、愛、労り、親切を大切にしなければならないと聖書から教え込まれています。しかし、それを間違って応用してはいけません。奉仕の場を取り上げることが、どれほど愛の行為と反対のことかを考えなければなりません。もちろん、若い人が折りに触れて、「無理になっていないでしょうか」と聞いてあげることは必要です。

## 美しく老いる

これから老いを迎える人が考えておかなければならないことは、何でしょうか。旧約聖書の箴言一六章三一節に、「白髪は栄えの冠。／それは正義の道に見出される」と記されています。「美しく老いる」ということばがあります。実際、美しき老いをふりまいている人を見ると感動します。何が主に喜ばれるかを常に考えながら生きてきた人は、素晴らしい老いを迎えているように思います。

私たちが良き老いを迎えるためには、若いうちから良き老いを迎える準備をしなければなりません。そのためには、何が主に喜ばれるかを考えながら毎日毎日を生きていくことです。それが「正義の道に見出される」ことなのです。

高齢者の中には、自分の老いをなかなか受け入れられない人がいます。年齢とともに、いろいろな障がいが出てきます。足は弱り、視力は弱り、耳は聞こえにくくなります。そういうことを受け入れられないで、こんな自分は嫌だ、こういう状態から抜け出したいという心だけが強くなる場合です。若い時なら鍛えることによって、そういう症状を克服していくことがある程度できます。しかし、年を取って足の衰えが出てきたとき、それを鍛え直すことはもはやできません。そういう変化に対して、私たちは受け入れる以外に道はありません。

しかし、受け入れることと、あきらめることとは違います。あきらめる老後は惨めであり、自分の殻に閉じこもってしまいます。受け入れることは、それとは違った積極的な心の動きです。「自分には年齢相応の症状がある、しかしこの症状をもちながら、自分のできることはしていこう」という姿勢が、神様に喜ばれるものなのです。

## 私と老い

改訂新版を出すにあたり、この部分は特に老齢になり、老いの真ん中を歩んでいる私自身が、日々実感しながら考えたことを記しておきます。

厚生労働省の簡易生命表（二〇二三年〔令和五年〕）によりますと、日本人の平均寿命は男性が八一・〇九歳、女性が八七・一四歳です。私自身も二〇二四年、八十五歳になりました。

日本はまさに長寿国です。健康が与えられ、元気で、年齢にふさわしい生きがいや趣味などがあれば、長寿はプラスですが、病弱になり、自分で動くことができにくくなり、人の助けなくして生きていけない場合は、それが精神的に負担となるかもしれません。

『人と心の理解』を四十四年前、一九八一年に出版したのは、私が四十二歳の時でした。当時壮年期であった私は健康で、八十代の心身の状態は自分の体験ではなく、その年代の人々との出会いや書かれた書物から推測したものでした。八十五歳になる今、私は老いそのものを日々実感しつつ生きています。私が自分自身を含めて「老いた人」を眺めてみるとき、人によってそのありようにかなりの差があることに気づきます。私の年齢では、すでにこの世を去った知人もかなりいますし、医学部の同級生でも、二〇二五年現在、診療の第一線で現役医師として働いている者もいれば、老人ホームで日々を過ごしている者もいます。

『人と心の理解』の改訂新版出版の提案を受けたとき、私のできることは、八十五歳の私が、その年齢で感じ、考えていることを率直に記すことであろうと思いました。その内容については、私の年齢と専門分野が関係します。私は医学部を卒業後、その大学の医学部精神医学教室に入局し、精神医学の臨床と研究に従事しました。その間、淀川キリスト教病院の精神科外来を手伝い、それから、一九六九―一九七二年の三年間、アメリカのセントルイスにあるワシントン大学医学部精神科でアメリカの精神医学の臨床と研究をしました。帰国後、一九八四年、淀川キリスト教病院でホスピスをスタートさせました。それで「老いと死」は私が長年関心をもって研究してきたライフワークとなりました。このテーマはすべての人の人生の課題ですし、関心事でもあります。

医学的な面で老いを見てみますと、「老いの始めは足からスタートする」と言えると思います。「老化は足から」ということばは健康に関する書物、その他でよく見かけます。私自身の経験からも、このことばは正しいと思っています。超高齢化時代に入っている現在の日本では「老化」についての人々の関心は高く、書物も多いのです。以下の文章は、私が目にした研究論文と私の個人的体験をもとにしたものです。

年齢とともに、次第に動作が緩慢になり、不安定になり、転倒しやすくなります。筋力は二十歳前後をピークにして次第に低下します。握力は年を取ってもそれほど大きく変化しませんが、他の筋力は急速に低下、そのため、長時間の歩行が困難になります。高齢者の骨は、骨量が減少し、「骨粗しょう症」と呼ばれる状態になります。特に女性はホルモンの関係から、閉経後に骨粗しょう症になる確率は、同年齢の男性に比べて著しく高くなります。関節の周りの筋肉も弱るので、姿勢の維持が難しくなり、いわゆる猫背になる傾向が出てきます。

老化が進んでいるかどうかの具体的バロメーターは歩くことができるかどうかです。杖に頼らず、ひとりで歩いて、外出できるというのは、まだ老化が進んでいない証拠です。やがて、ひとりで外出はできるが、杖が必要な段階になります。次に手押し車を使い、車椅子に乗り、だれかに押してもらうことになります。

老化が進むと歩けなくなるのは当たり前のことですが、歩けなくなる時期をできるだけ遅くしたいというのは万人の願いでしょう。種々の筋肉トレーニングに効果があることは多くの書物で明らかにされていますが、私自身は「真向法《まっこうほう》」という四つの簡単な体の動かし方を毎日続けることで、身体の柔軟性を保持し、歩行の継続に役立てています。五分程度の時間を割くことで、効果を継続できます。私自身はこれを三十代の初めに開始し、八十五歳の現在まで、毎日続けています。五分程度の時間ですみます。パソコン検索で「真向法」をクリックすると詳しい説明があります。

もっと簡単な方法は、室内用のステップマシーンで足踏みをすることです。最も大切なことは「毎日」続けることです。私の経験では、「毎日続ける」という行為は、初めのうちは、かなり意識的なことです。しかし続けていくうちに、それが「習慣化」してきます。習慣化ということは、それが自然にできるようになることであり、最終的には、それをしなければ「気持ち悪くなる」ことです。泊まりがけの出張講演でも、朝起きてすぐにし、海外出張の時にも、朝起きてすぐにします。しかし、加齢がこれを困難にしていることを感じています。

**㈠　読むこと、話すこと、書くこと**

高齢になってキープしたいことは、「読むこと、書くこと、話すこと」を意識的に少しずつでも続けることです。これらは老いの生活を豊かにしてくれるのではないかと思っています。

臨床と研究から身を引いてから、講演と執筆の機会は大幅に減りました。数か所の大学での非常勤講師も引かせていただきました。かなり前にお引き受けした講演と執筆は何とかその任を果たし、依頼された執筆は少しずつ引き受けています。

長年続けてきた大学の非常勤講師を辞任するのはつらいことでしたが、若い学生に新しい研究結果や未来に向けての刺激的な講義ができにくくなり、お断りすることにしました。その際には次のようなお便りをしました。

「『教えることは学ぶこと』のことばどおり、貴学の非常勤講師をさせていただくことを通して、私自身、多くのことを学びました。最近、私自身の年齢のことを考えますと、若い非常勤講師の先生に席をお譲りするのが良いのではないかと思うようになりました。まことに勝手なお願いで恐縮ですが、今回の講義を私の『最終講義』とさせていただきたく、お願い申し上げます。」

「最終講義」ということばが「辞めたい」という希望を的確に伝えるものになっています。私はとても良い考えだと思い、早速実行しました。数か所の大学に同じ文面のメールをしたところ、すべて辞任を了解してくださいました。

高齢になるまで大学での非常勤講師を務めることができたことは幸いでしたが、老いを感じた場合は、適切な時に、与えられたポジションから潔く身を引く決心も大切だと思っています。

高齢者にとっては読むこと、書くこと、話すことは社会に何らかの貢献をすると同時に、自らの生活の充実に良いことに思えます。脳の機能を維持し、また活性化するためにも読み書きを通して知的刺激を維持し、話すことを通して、人とのコミュニケーションを活発化させ、社会性を保つことができるからです。

㈡ **車の運転**

今の時代、高齢者であっても車の運転をすることはごく一般的になっています。しかし、ある年齢になると、反射神経が鈍り、視力も弱り、咄嗟の判断力も衰えてくるのは自然の成り行きです。

高齢者にとって、車の運転をいつまで続けるかは難しい課題です。高齢者が起こす事故が大きく新聞に報道されるたびに、複雑な気持ちになります。運転免許を返上しようか、もうしばらく大丈夫だろうかなど、いろいろな思いが頭に浮かびます。毎日、車に乗っている八十五歳の私にとって、免許返納はいずれ決断しなければならない事項でしたが、その決断が思いがけない形で訪れました。息子と娘が来訪し、話がごく自然に私の運転免許返納に移っていきました。二人とも私の運転に問題を感じていたらしく、それとなく運転をやめてはどうかと勧めてきました。事前に相談して話題にしたのではなく、ごく自然にそうなったようで、自分自身不思議なのですが、そのとき、「わかった、免許を返納する」と言ってしまいました。自分自身を振り返ってみると、返納のタイミング、きっかけを探っていたのかもしれません。多くの高齢者にとって、どのタイミングで車の運転をやめるかはその後の行動範囲を狭めるという意味から大きな課題です。

車とともにパソコンの操作が次第に遅くなり、またこれまでできていた作業もしにくくなります。今の若者のように小学生時代からスマホやタブレットを使い、その操作が反射的にといってよいほど身についているのではなく、中高年になって必要上学習して覚えた技能ですから、老いが進むにつれて、操作法を忘れることも多くなってきました。

### (三) 老いの人間関係

「老い」は、様々な人との関わりが削ぎ落とされる体験であるとも言えるでしょう。定期的に開いていた小学校時代の同窓会が自然消滅してから、かなりの年月が流れました。入学時代のスポーツクラブの集まりも開かれなくなり、年月の流れとともに、人と人との関わりも薄くなってしまうことに耐えねばならなくなりました。狭い人間関係に注意し、孤独な高齢者になることは避けねばなりません。可能なかぎり、人との交わりや交流を続ける努力が必要です。

### (四) 老いをいかに過ごすか

老いの過ごし方はその人の身体的状態、精神的状態によってかなり異なります。寝たきりの人から、活発に活動している人まで、その差はかなり大きいのです。ここでは年齢相応の変化はありますが、特に病的な状態ではなく、いわゆる「普通の老人」の日常生活について私自身のことを記します。

私の老いの過ごし方は、私の家族関係と密接に関係するので、簡単に家族を紹介します。現在、私の家族は七人です。今の時代には珍しい大家族の生活です。

妻、娘、娘婿、孫三人（小、中、高）。娘は国際結婚していますが、七人家族の会話は日本語です。三世代家族にとって世代間ギャップはかなり大きく、その中で祖父母としての役割、存在の意味を日々問いつつ生活しています。

私の現在の主な仕事は、ホスピス財団の理事長の役割を果たすことと執筆です。最近、自宅近くの小さな仕事部屋で一日を過ごすことが多くなっています。この文も「仕事部屋」で書いています。書くことは、場所と時間と内容があれば可能です。老いを意味深く歩むのに最も大切なことは、置かれた環境の中で本人が居心地よく感じられるあり方を見つけ、感謝の心をもって過ごす術をもつことだと思います。

## 9　死の問題――冬、その2――

数年前に名古屋で、「老いと死の問題」を扱った老人社会医学会が開かれました。私たちの病院では、死にゆく人々のケアをチームを組んで行っています。私はその経験を、シンポジストの一人として発表しました。

先に7章でも述べましたが、老いの問題や死の問題は、私たちがなかなか正面きって考えることのできない、できれば考えずにすませたい問題のようです。昔から、不老長寿ということばがあります。人間である以上、だれでも老いたくはないし、死にたくもないでしょう。しかし、死は必ず私たちに訪れるものです。老いは、ひょっとしたら早く死ぬことで避けることができるかもしれません。

神様は、私たちの年齢を百二十年と決めておられます。創世記六章三節に、主は「人の齢は、百二十年にしよう」と言われたとあります。これは、現在も生きているみことばです。今日、日本に百二十歳以上の人は一人もいません。今生きている人が、百二十年後に地球上からみな姿を消していることは、まず間違いないでしょう。

確実に死は訪れます。しかし私たちは、あたかも永遠に生き続けるかのように、死を考えないで日常生活を続けています。

作家の水上勉氏がこんなことを言っています。上野駅で、待ち合わせのためにベンチにかけて群衆を眺めていたそうです。ふと、この人たちはあと百年すれば全部、自分も含めて地上から姿を消すのだと思ったそのとき、群衆の中の孤独を感じたということです。そして、「自分もやがて死ぬのだなあ、自分はいったい死んでも悔いを残さないだろうか」と考えたそうです。私たちは、自分がやがて死ぬことを頭の中で知っています。しかし、自分がいつ、どのような形で死ぬかを予想できる人は一人もいません。

奈良に「ぽっくり寺」というお寺があって、そこへお参りすれば苦しまずにぽっくり死ねると言われています。私は信じていません。というのは、ぽっくり寺に参った人で長く苦しんで死んだ方を知っているからです。

ぽっくり死にたいという気持ちが、私たちのどこかにあります。癌などで長く苦しんで死にたくはない、できれば道を歩いているときに、急に倒れてぽっくりと死んでしまいたいなどと考えます（しかし、あとに残された者は大変です）。しかし、どのように死ぬかということは、私たちが決めることではなく、私たちのいのちを預かっている神様が決められることです。

## 日本人の価値観

日本人は特に、死の問題について独特な考え方をしています。私はアメリカで三年間留学生活をする機会が与えられましたが、そのときにアメリカ人の死生観や価値観を知ることができました。また、短期間イギリスに行って、イギリス人の死にも触れる機会がありました。ほかの国のことは知りませんが、それらのことをあわせ考えても、日本人は特に強さと生産性に価値を見いだす国民であると思いました。

一九七三年（昭和四十八年）のオイル・ショックの前には、「猛烈社員」ということばがはやりました。猛烈に、生産的に、効果的に働くことに価値を置くところから生まれたことばです。強さと生産性に価値を置くのであれば、「老い」や「死」はそれらとは全く逆のことです。それらを忌み嫌うのも、ある意味では当然のことと考えられます。

日本人には、死を忌み嫌うという国民性が強くあるのではないでしょうか。葬式の時、忌中と家の入り口に示すのは、「現在この家では、忌むという行為をしている最中です」という意味です。国民一人ひとりの心の中に、根深く死を忌み嫌う気持ちがあります。現在の日本がもっているのは、死を否定した文化です。死ぬとはどういうことか、死後どうなるか、死後の世界があるのかないのか、などの問題をできるだけ考えないようにして、一日一日を生活しているのではないでしょうか。

その証拠に、特に進行した癌などになって、現代医学の力をもっても治癒できない状況に置かれた人はとても慌てます。それは、死への備えが全くできていない人がほとんどだということを表しています。このことは日本のこれからの大きな問題です。

## 着色された死

最近は、劇化され着色された死が氾濫《はんらん》しているように思えます。

私も、たまに子どもたちと一緒に、テレビの子ども番組を見ることがあります。すると、人がいとも簡単に死ぬ場面を見せられます。猛烈な、ドヒャーンとかキューンとかいう音とともに弾丸が飛んで来て、人があっけなく死んでしまいます。

ある心理学者が、夕方以後のテレビ番組を一週間調べたそうです。すると、死者が五百五十七人、負傷者が七百二十九人出たそうです。そのような死には、厳粛さと現実性がありません。あるドラマの中で死ぬ、そして同じ俳優が、すぐに別のドラマに出てきます。それを見て、小さい子どもは、「あの人は死んだのに、また生き返った」と言います。子どもの中にも混乱が起こっています。

現実の死がどういうものなのかを経験していない世代が、どんどん出てきています。それは、病院の中でもやはり大変な問題になっています。若い看護師さんで、自分の身内の中で死を経験していない人が増えています。そういう人たちが実際に死にゆく人々を看護するのですが、その家族がどのような気持ちで看護しているのかが、身に染みてわかるということがありません。

核家族化が進んで、おじいさんやおばあさんが家で亡くなる姿をなかなか見る機会がなくなりました。私の祖母は、私が中学二年のときに死にました。朝、私が起きたときにはもう亡くなっていました。母が、「おばあちゃんは昨夜亡くなった。額に手を置いてごらん」と言いました。母がなぜそう言うのかはわかりませんでしたが、恐る恐る額に手を当ててみました（今考えると、その経験は大変ありがたかったと思います）。死体独特の冷たさを、今でもはっきり覚えています。「ああ、これが死なのだ。おばあちゃんは死んでもう帰らないのだ。眠っているのではなくて、この世から姿を消してしまったのだ」という感覚が、手のひらを通じて私に伝わってきました。

身内の死を経験していると、死は非常に厳粛なもので、そんなに軽々しく取り扱ってはいけないことを身をもって体験できます。しかし、そういう体験のできる人が次第次第に少なくなってきています。

もう一つの原因は、死に場所の問題です。昔は家で死ぬことが多かったのですが、現在は、日本人の約七〇％が病院で死を迎えます。病院での死は、ある意味で非常に非人間的です。というのは、なかなか家族がゆっくりとプライバシーを保って死を迎えることができにくい状況になっているからです。まず、すべての人に個室が与えられるとは限りません。病人には、最後まで点滴をしたり、酸素マスクをかけたり、いろいろなところからチューブを入れたり、つけたりします。管に取り巻かれて死を迎えることがあります。そういう意味で、医学が発達したために人間の本来の姿である、家族に囲まれて臨終を迎えることが難しくなりつつあります。

## 様々な死

私は、アメリカ、イギリス留学から帰って来てから、死にゆく人々の心の問題、信仰の問題に関心をもち始めました。そして、私が勤めている淀川キリスト教病院で、先ほど触れましたように、チームを組んで、死にゆく人々のケアに力を入れるようになりました。これは主治医だけでなく、看護師、ソーシャルワーカー、病院付の牧師（チャプレン）、他のスタッフたちがチームを組んで、死を前にした一人の患者さんにどのような治療とケアをしていったら心安らかに死を迎えることができるかを考えます。その経験の中で教えられたことは、多くの異なった生と死があることです。それが、現在のホスピス病棟の創設へと進みます。

生まれてすぐ死ぬ赤ちゃんがいます。お産がうまくいかなかったり、妊娠の合併症などで、生まれて数時間以内に死ぬ場合です。二―三歳になって、白血病などで死亡する場合もあります。両親には、ここまで大きくなって、なぜ死ななければならないのかという気持ちが起こり、子どもの死をなかなか受け入れられません。思春期の人が、白血病や癌などで死を迎えることもあります。また、結婚をして小さな子どもができた途端に、どちらかの親が亡くなる場合も見ます。これは本当に大変です。壮年の死は、社会的責任が一番大きい時期にあたるので、残される家族とともに職場の問題を引き起こします。ある会社の重要な地位にある人が、先日癌で亡くなりました。その死のために会社自体が傾いて、数百人の従業員が路頭に迷うことになってしまいました。それに比べると、老人の死は悲しいものであっても、天寿を全うするというこどばがあるように、比較的ご本人も周りも受け入れやすいようです。とはいえ、死が悲しい出来事であることに変わりはありません。

数日前、九十三歳の牧師が私たちの病院で亡くなりました。もう十分に神様のために仕えて、立派な牧師としての一生を閉じられました。それに対して悲しみはありましたが、家族や私たちの中にも、これで良かったという気持ちが起こりました。

このように、年齢によってもずいぶん死の姿が違いますし、遺族に与える影響も異なります。また、急に亡くなる場合と、亡くなるまでに十分な時間がある場合とでは、残される人々の気持ちに大きな差があります。交通事故で病院に運び込まれて、着いたときにはすでに亡くなっていた場合や、急性の病気で手術しても間に合わず、数日以内に亡くなる場合などは、残された家族は、心の準備が全くできておらず、大変です。

しかし進行の遅い癌のような場合は、急に死を迎えるのではないため、時間があります。日本では癌の場合、普通は家族にその状況を伝えます。家族は必ず、「あと、どのくらいでしょうか」と尋ねます。これはなかなか難しいのですが、「一年くらい、なんとかもつかもしれませんね」とか、だいたいの予想はつきます。すると、その一年間は家族にとっては苦しい期間ですが、それでも死に備えることができます。

人間が生まれてくる様子にはほとんど違いがありません。ときどき、頭からではなく、逆さに出てくる赤ちゃんがいますが、そのくらいの違いです。しかし、死ぬ場合はそうではありません。人によって、その死に方はずいぶん異なります。本当に取り乱して泣き叫ぶような形で亡くなる人もあり、非常に穏やかに死を受け入れて、死をしっかり見つめて亡くなる人もいます。周りの人に見守られて家族の中で死を迎える人もいれば、ひとりきりで孤独な死を迎える人もいます。私は、いろいろな死に接することができるのは医者としての大きな特権であると考えています。

## 本当の恐れ

もう一つ教えられていることは、私たちは死そのものはそれほど恐れていないということです。人々が恐れているのは、どんな死に方をするのかということと、死んだ後どうなるのかということの二つです。たとえば、年を取って平均寿命を超えるようになり、やりたいこともし、子どもたちも独立して、十分に幸せな生活をしている人がいるとします。この人はいつ死んでもよいという心境になっていて、死そのものは恐れていません。しかしその人も、「苦しみ痛みにさいなまれて死ぬのは嫌だ。それに、死んだ後どうなるのだろうか」という思いをいだいているのです。

さて、死ぬまでのプロセスはなんとかなります。現在、痛みに対しては、痛みを徹底的になくす良い薬や手段がどんどん開発されています。ですから、あまり痛みや苦しみを経験せずに死に導くことが可能になってきました。

ところが困るのは、患者さんが「死んだ後、私はどうなるのでしょうね」と言うときです。これはとても難しい質問です。というのは、だれも、自分の経験としてこれに答えられる人がいないからです。「死人に口なし」ということばのとおり、経験的、科学的に、死後はこうなると説明できないのです。いったん自分が死に向かいつつあることを自覚すると、自分は死んだ後どうなるのかというこの問いが、その人の心の大きな部分を占めるようになります。それに対する解決を普段からもっておかないと、死を自覚し始めたときに心の不安が起こってきます。

## 良き生と良き死

あるとき淀川キリスト教病院で、患者さんが入院してから死を迎えるまでの期間はどれくらいかという調査を行いました。その結果は、平均して約二か月であるということでした。二か月の間に、患者さんは人生の総決算をします。この、死を自覚してから死ぬまでの二か月間に、その人のこれまでの生き方が凝縮した形で出てくるのです。そういう意味では、人は生きてきたようにしか死ねないと思います。立派な生き方をしてきた人は、立派な死に方をします。いい加減な生き方をしてきた人は、とにかく慌てふためき、不安と恐れの中で死を迎えます。良き死を死すためには、良き生を生きるということが必要です。

実際に看取っている者にとって、良き死というものがあります。「ああ、この人は立派に生きてきて、立派に亡くなられたなあ」と実感します。そういう人の歴史をうかがってみると、良き生を生きてきた人であることがわかります。

一言でいうと、良き死を迎えることができる人は、例外なく何らかの形で、自分は生かされてきたと感じている人であるように思います。クリスチャンであるから良き死を迎えられるとか、信仰をもっていないから苦しんで死ぬというはっきりした区別ではありません。しかし私自身の医者としての経験から、キリスト教の信仰をもっている人の死は、安らかな場合が多いと言えます。いろいろな統計から、これは一般的に言えることだと思います。

良き死を迎えた一人の方を紹介しましょう。この方は、数年前に私たちの病院で六一二歳で亡くなりました。直腸癌が再発して骨に転移し、最後は痛みがひどくてモルヒネ注射をしなければならないほどでしたが、精神的には落ち着いた良い死を迎えました。しかしこの方にも、手術前の不安や手術後のいろいろな心の葛藤がありました。発病して入院したとき、手術の前に自分の心境を書いた次のような手紙があります。

「さて、発病以来私の心を占領していた最大の課題は、死、しかも押し迫った自分自身の死の問題でした。決まったように夜中過ぎになると、ふっと目が覚めて、死の不安に襲われ、居ても立ってもいられぬ不安と恐怖に、まんじりともしませんでした。死についての教えを手当たり次第、読みあさりました。しかしどんな名論卓説も、深遠な思想も、要するにその人の死についての単なる考えや想像や願望でしかなく、死の事実そのものではありませんでした。死の差し迫っている私にとって、何の力にも慰めにもなりませんでした。

死とはいったい何なのか。死後はどうなるのか。死を経験した者は無数にいますが、死者はもはや私に語ることはできません。実際に死を経験して、しかも私に死を語ってくれる者はいないのか。あった！　聖書を読むと、その資格をもった方がいます。すなわち、イエス・キリストです。イエス様は私のために十字架にかかって死なれました。しかも現実によみがえり、昇天してからは聖霊となって、今も私とともにいて、語りかけていてくださいます。イエス様のことばこそ信用できます。イエス様だけが信用できる唯一のお方です。死も死後の世界も私にはわかりません。しかし死の勝利者、私の罪の贖い主、イエス様が私とともにいてくださる以上心配はありません。万事お任せして主におすがりするばかりです。私にはこれ以外の道はなく、しかもこれほど確かな道はありません。私は『主はわが牧者なり。たといわれ死の陰の谷を歩むともわざわいを恐れじ。汝われとともにいませばなり』〔詩篇二三篇〕というみことばに聞き従うことによって、初めて死の不安と恐怖から安らかな思いに導かれました。」

この方は、死に打ち勝たれたイエス・キリストを見上げることによって、死の直前に心に平安を得て死を迎えました。

もう一通は、手術の後の体験を記したものです。

「意識が戻ったのは数時間の後のようでした。先生方のおかげで大手術も無事成功に終わったのでした。しかし手術後の肉体的苦痛は、私の予想をはるかに超えたものでした。いっそ死んでしまったほうがましかと思うほどのつらい日々の連続でした。私は心の中でただ一心に『主はわが牧者なり……』の例のみことばを繰り返し、『たといわれ死の陰の谷を歩むともわざわいを恐れじ。汝われとともにいませばなり』〔詩篇二三篇一、四節〕と念じ続けるばかりでした。神様どうか苦痛に耐える力を与えてください、と祈りました。

また、私の罪のために十字架に肉を裂き、血を流してくださった主イエスのお姿を思い浮かべながら、『主イエスの十字架の痛みはおまえの罪のためなのだ。それに引き換えおまえの苦痛は自分自身のため、しかも癒されていく今しばらくの痛みではないか』と意気地のない自分を叱りました。『本当にそうでした。主イエス様、すみません。今イエス様にお報いする何の力も方法もございません。ただこの死ぬほどの苦痛をじっと我慢するだけで精いっぱいです。しかし私はベストを尽くして我慢します。どうかそれだけでお許しください』と祈りました。すると、『わが恵み汝に足れり』〔コリント人への手紙第二、一二章九節〕とのみことばが響いてきました。

そうです。今までの経験から神様はいつも最善を尽くしてくださいました。そのときには、嫌なこと、つらいこと、困ったことであっても、あとになってみると、やっぱりそれが私にとって一番良かったということばかりなのです。今の苦痛も神様が最善に計らっていてくださるに間違いない。主は、『すべて疲れた人、重荷を負っている人はわたしのもとに来なさい。わたしがあなたがたを休ませてあげます』〔マタイの福音書一一章二八節〕と、私のくびきをともに負うていてくださる。一切を主にゆだねよう。無理に力んで苦痛に立ち向かい戦おうとせずに、といって逃げるのではなく、もがきもせず、ただ率直に与えられるままにすべてを受け取っていこう。こんな気持ちになったら、不思議に安らかさが生まれてきました。」

本当に素晴らしい手紙だと思います。この方は激烈な痛みにもかかわらず、良き死を死すことができました。この方は神様によって生かされているのだと徹底的に信じていたので、自分の死に場所も、死に方も必ず神様が守ってくださること、そしてそれが一番良い方法であると信じていたのです。そういう意味でこの方の書かれた手紙の中に、「わたしの恵みは、あなたに十分である」ということばが引用されているのです。

このように、肉体的に弱っていき、死が近づいてきても、その弱っていく肉体の中から力強い信仰の力があふれ出ている人がいます。そういう人を見ていると、私は、「信仰とはなんと素晴らしいものだろうか。人間をこんなに強くするとは」という思いをいだきます。

## 死からよみがえった方

この方は先の手紙の中で、死後の世界を経験して私たちに伝えてくれた人、それはイエス・キリストだけである、と述べています。イエス・キリストというお方は、私たちの罪のために十字架にかかって死んでくださり、死後の世界を経験して復活されたのです。そのことが、患者さんにとって非常に大きな力となりました。それに関するみことばを少し見てみましょう。

「わたしはよみがえりです。いのちです。わたしを信じる者は死んでも生きるのです。また、生きていてわたしを信じる者はみな、永遠に決して死ぬことがありません。あなたは、このことを信じますか」(ヨハネの福音書一一章二五—二六節)。

キリスト教の教えでは、死はたましいと肉体が分離することです。肉体は滅びますが、主イエス・キリストを救い主と信じている者にとっては、そのたましいは神様に取り扱われて天国へ行き、永遠のいのちをそこで得るのです。したがって、死は最後ではなく、新しい世界への入り口なのです。

私自身が癌に冒されて死を迎えなければならないとき、はたしてそれほどしっかりした信仰をもって、「私は天国へ行くのだから、死を恐れません」と言えるかどうかわかりません。しかし、たくさんのクリスチャンの方々の死を看取って言えることは、本当に天国を信じて亡くなる方の心の平安の素晴らしさです。その人たちにとって、死は忌み嫌い恐れる対象では決してないのです。

## 死後の世界

一般的な日本人は、死後何かもやもやとした嫌な淀《よど》みの中に入って行くのではないかと、考えているのではないでしょうか。

私もクリスチャンになる前に医学を志していたので、死に関心をもっていました。自分でも、「死んだ後、どうなるのかなあ」と考えたことがあります。本能的に感じたのは、とにかく死というものは嫌なもの、死後のことはわからないけれども、暗くて淀んでいて、もやもやした無気味なところへ連れて行かれるという感じでした。多くの患者さんと話していても、そういう感じをもっている方が非常に多いようです。「どうしてあなたは、死後そういうところに行くような感じがするのですか」と聞くと、確信はできないが何となくそんな気がするとだれもが言います。

ところが聖書にははっきりと、私たちが死というものを経験した後、さばきが行われるということが書かれています。

「人間には、一度死ぬことと死後にさばきを受けることが定まっている……」(ヘブル人への手紙一一章二七節)。

人間が一度死ぬ――このことはだれにもわかります。しかし死後にさばきを受けるということはなかなかわからないのです。このさばきは、永遠のいのちをもつか、それとも破滅してしまうかというさばきです。神様の存在を信じて、イエス・キリストを神様のひとり子、また私たちの個人的な救い主として受け入れる信仰をもつ人は永遠のいのちを得るが、それを否定する人は永遠のいのちを受けられないこと、また、天国に行く人と地獄に行く人が死後のさばきによって決められることが、聖書に書かれています。これほど死後のことをはっきり書いているものは、ほかにはありません。

## 生かされていること

生きている間に、日ごろから自分の生命、自分の死というものをもっと真剣に考えなければならないのではないかと思います。私たちはだれ一人として、自分の意志でこの世に存在し始めた者はいません。自分で存在を始めたのではない証拠に、「生まれる」という言い方の語源は受身の形を取っています。この世に生まれさせてくださった方、神様が存在することを本能的に感じているようなことばです。

それと同時に、すべての人間の寿命は神様によって定められていると私は信じています。ですから、神様が良しとされる時が来なければ、どんな危険があっても決して死ぬことはないと確信しています。

神様が私に使命を与えて、その使命を果たすまで生かそうと思っておられる場合、いのちを取られることはないでしょう。私自身は、神様が定められたときに、「おまえはもう十分やってきたから死んでもよいぞ」と言われたら、「そうですか。そうさせていただきます」と答えたいと願っています。

実際、クリスチャンになって一日一日神様を見上げながら生活していくときに、いつ死んでもよいような感じがふっとすることがあります。もっと生きたい気持ちはもちろんあります。

ただ基本的には、神様がいのちを召し上げられるのであれば、いつ死んでもよいという気持ちがあるのです。しかしそのうえで、神様が与えてくださったいのちですから、取り上げられるまではいのちを燃やし続けていきたいと願っているのです。

あるクリスチャンが二十五歳という若さで亡くなりました。とても元気な方でした。病気でも何でもなかったのに、運動をしている最中に（原因はよくわからないのですが）、心臓発作を起こしたのです。あとに、お連れ合いと小さな赤ちゃんが残りました。それが神様のわざなのかと言われると、ことばに詰まります。そして神様がこの若いいのちを召し上げられた理由をあれこれ説明するのは、ある意味で愚の骨頂でしょう。ただ、私たちにはわからないけれども、これも神様の許しの中にあったということだけは信じたいのです。

一人の人の死は家族に大きな影響を与えます。しかし、神の御子であるイエス・キリストの死ほど、全人類に大きな影響を与えた死はありません。この死がなければ、キリスト教は成立していなかったのです。

大変な病気を背負い込んで、現代医学ではどうしても治癒が望めないとわかったとき、例外なく患者さんは非常に信仰的になります。病院の中で神様を信じて、病床洗礼を受けて平安に亡くなる方も実際にいます。

病気の時は、普通は医者がいます。ところが残念ながら、いくら医者が有能であっても、人間を死から救うことはできません。神様は私たちを生かし、私たちのいのちを召し上げる力をもっている方です。マタイの福音書六章二七節に、「あなたがたのうちだれが、心配したからといって、少しでも自分のいのちを延ばすことができるでしょうか」と書いてあるとおりです。

赤ちゃんは生まれた時から、毎日死に向かって生きています。私たちは、いつまでも生き続けていくことはできません。神様によって生かされているのならば、神様に喜ばれるような生き方をしたいと思います。

神様に喜ばれる生き方は、人それぞれに違います。しかしそれは、自己中心的な生き方ではありません。神様の存在を認めなければ、良き生を生きることも、良き死を死ぬこともできません。良き死を実現するためには、良き生を生きなければならないのです。

## ホスピスについて

私の人生の前半は精神科医としての働きが中心でしたが、後半はホスピス医としての働きが主となりました。

「人が死に至る」(dying)という現場で医師として働き、洞察することが日常的になりました。

大阪の淀川キリスト教病院でホスピスケアのプログラムが始まったのは一九七四年でした。これは日本で初めての試みでした。実際にホスピス病棟ができたのは一九八四年で、日本で二番目でした。それから四十年経過した二〇二四年現在、正式にホスピス・緩和ケア病棟として認可されている施設は四六六（九五九〇床）になりました。この数は日本のすべての都道府県に複数以上の緩和ケア病棟があることを意味します。私自身は大学で教鞭をとっていた間も、淀川キリスト教病院のホスピスとは関わりを続けてきました。看取った患者さんは約二五〇〇名になります。淀川キリスト教病院のホスピスで二〇二三年度、一年間に看取った患者数は、二六八名で、その平均在院日数は十九・六日でした。ホスピスケアが始まったころと比較して在院期間は大幅に短くなりました。

ホスピスはその患者さんにとって厳粛な人生の総決算の場です。ケアを通して、医師やスタッフは患者さんやご家族から様々なことを学びます。二五〇〇名の看取りから教えられる第一のことは、「人は生きてきたように死んでいく」ということでした。その方の人生そのものが、その方の死の姿そのものだということです。家族に不平を言いながら生きてきた人たちは私たちスタッフに不平不満を言いながら亡くなります。すなわち、他罰的に生きてきた方は、自分の人生そのものも受け入れることができず、死そのものも受け入れることができにくく、苦しみの中で死を迎えるのです。人生を通して感謝の念を多くもって生きてきた方は、死の恐怖に直面しても、家族や医師、スタッフに感謝しながら亡くなっていきます。「生き方」が見事に「死に方」に反映されるのです。

ホスピス病棟に入院する患者さんは、その前にホスピス外来で痛みやその他の症状のコントロールをする場合もあれば、他の病院から直接ホスピス病棟に入院する場合もあります。いずれにしても、ホスピス病棟に滞在されるのは、前述のように、二十日程度です。それは人生全体からすると長い期間だとは言えませんが、全く異なる意味をもつ日々を患者さんとご家族は過ごすのです。

末期の患者さん、死を目前としている方々は、様々な苦しみを経験します。心身の苦痛の軽減はホスピスの働きの中で大切な医療分野であると思っています。苦痛の中で出現頻度が高いのが痛みとだるさです。痛みにはモルヒネ、だるさにはステロイドがホスピスケアでは常識になっています。ホスピスで亡くなった患者さんのご遺族に、「何が最も良かったか」という質問調査をしたことがあります。回答のトップは「安らかな最期を迎えられた」でした。

淀川キリスト教病院でホスピスケアをスタートさせる前に、イギリスとアメリカの数か所のホスピスを訪問し、新しいホスピス病棟の参考にしたいと思いました。訪問したホスピスに四つの共通した特色がありました。それは、明るさ、広さ、静かさ、温かさでした。病棟の窓がとても大きく、陽の光が隅々まで届き、病棟が広々しており、カーペットが敷き詰められており、静かでした。壁の色も温かみを感じさせました。この四つの特徴は、ホスピスで働いているスタッフの特徴でもあることに気がつきました。

ホスピスのナース、医師、ソーシャルワーカー、チャプレン（病院付牧師）などのスタッフが明るく、広い心をもっており、静かで、温かい人たちなのです。この明るさ、広さ、静かさ、温かさという四つの持ち味はホスピスのスタッフに必要とされるものです。

私がホスピスの働きを通して「人の死」を実感し、またここ四十年近く思考した「死」についての考えを書いてみます。

すべての人は生まれて、生きて、死を迎えることが定まっていますが、死の姿はその人の生のすべてを反映しています。どのような死もその方の人生を総決算する死であること。交通事故のような突然死もあれば、自然災害によって長く行方不明で必死の救助作業によって死が確認される場合もあります。

数年もの長い間病床に伏し、あらゆる医療が施された後にホスピス・緩和ケア病棟に入所し、数日～数か月の間に死を迎える方もいます。私が医師として関わったのは、こうした方々の死です。本人もまたご家族も最期を予想しながら傍らに寄り添い、静かな時を過ごします。かなりの高齢の方の場合は身体的な苦しみを取り、これまでの人生でことばとして言えなかった気持ちを吐露したり、感謝の気持ちを伝え、残る家族や友人にお願いや依頼をしたりします。そのときに怒りや恨みを言ったりする場合もありますが、死を受け入れ、身体の弱りを自分の身体で感じる場合は静かで安らかな死が訪れます。

ホスピスの働きで私たちが気をつけていることを述べてみます。

### (一) 最初にかけることば

新しく入院してきた患者さんに、最初にかけるにふさわしいことばは何でしょうか。「いかがですか？」とか「どんな具合ですか？」はよく聞く最初のことばですが、やや、抽象的な感じがします。もっと具体的な質問のほうがいいと私は思っています。私の第一声は「今、何が一番つらいでしょうか？」です。多くの答えは「腰の痛みです」、「吐き気です」、「体のだるさです」など身体症状の訴えですが、ときには、「気分が憂うつで」とか「イライラします」など、精神的な訴えもあります。ごく例外的に、「新しく始めた会社のプロジェクトが心配で……」という社会的課題が出てくる場合もあります。いずれにせよ、「今、何が一番つらいでしょうか？」という問いかけで会話を始めるのがいいと私は思います。

### (二) 症状のコントロール

ホスピスケアの中で最も大切なことは、患者さんが訴える症状をしっかりコントロールすることです。症状の中で患者さんを苦しめる筆頭は痛みです。癌に伴う痛みのコントロールの主役はモルヒネです。モルヒネは錠剤を飲む、モルヒネを皮下に注入する、肛門から注入するなど様々な投与法がありますが、最近では、モルヒネの持続的皮下注入法が用いられるようになってきました。

痛み以外にも患者さんを苦める症状があります。たとえば、身体のだるさと息苦しさも頻繁に見られます。この場合、ステロイド剤が有効です。うつ状態を経験する患者さんもかなり存在します。適切な抗うつ剤の投与が必要です。

モルヒネ、ステロイド、抗うつ剤は末期ケアの中で、用いるべき三大薬剤と言えると思います。

### ㈢ 患者さんの必要を満たす

患者さんは様々な必要をもっています。痛み、その他の症状のコントロールをまず第一にしなければなりません。次に大切なのは心のケアです。ベッドサイドに座り込み、十分時間をかけて患者さんのことばに聴き入ることが大切です。これを傾聴といいます。末期の患者さんによく見られるのは、いらだちとうつ気分です。いらだちは不安から来ることが多く、抗不安薬の投与が必要な場合もあります。うつ気分は、末期の患者さんに、かなり高頻度に見られるもので、少量の抗うつ剤で改善することが多いのです。

### ㈣ たましいのケア

ホスピス病棟に入院して来る患者さんのほとんどは、やがて死が訪れることを知っています。病状が進み、衰弱が進んでくると、患者さんは自分の死が近いことを身体で感じるようになります。自分の死について話す人もいれば、何も語らない人もいます。スタッフは徹底的に受け身になって、患者さんに話してもらうように心がけることが求められます。会話をリードするのは患者さんであることを徹底するのが大切です。臨終前の患者とスタッフの会話は短く、様々です。

以下のようなものがありました。

スタッフ「いかがですか？」

患者「相変わらず痛いです」

医者「そうですか。もう少し痛み止めを増やして和らげましょう」

患者「よろしくお願いします」

「いかがですか？」との問いかけに対して、「相変わらず痛いです」と答えてくれると、ある意味でホッとします。鎮痛剤を増やすという返答ができるからです。それに対して、「近づいている感じです」と患者さんが答えた場合には、どのような反応をするのが適切なのでしょうか。私は患者さんのことばを少し変えて、しかし内容は変えずに返すのがよいと思っています。たとえば、「次第に近づいてきている……という感じですか」と返すのです。それに対してある患者さんは「そんな感じです」と答え、会話は終わりました。

「死」を話題にするのは難しいことです。患者にとっても、スタッフにとっても。死が近づいていることを、身体で感じ始めた患者は、その重さをひとりで背負い込むのがつらくなり、スタッフに気持ちを伝えてくることがあります。そのとき、スタッフは患者の気持ちをしっかり受けとめ、適切な応答をする必要があります。「死が近いと感じておられるのでしょうか」と言うことがふさわしい場合もあれば、もう少し柔らかく「終わりが近づいているという感じですか」が良い場合もあるでしょう。「死」を話題にすることは患者にとっても、スタッフにとっても、簡単なことではありません。しかし、「死」を共通の話題にすることにより、協力して「死」に向かって進む態勢が整うのではないかと思います。

以上、いろいろ書いてきましたが、私がホスピス医として最も心を穏やかに最期の看取りができるのは、その方が死を受け入れる準備ができている時、死の霊的意味を確信している時です。

神様のおられる天に帰る、神様が招いてくださっている、先に亡くなった家族や友人に再会できる、永遠のいのちが与えられる、痛みも悲しみもない御国に入ることができる――このような確信があるクリスチャンには、多くの場合、安心と喜びがあり、そして死の恐れからも解放されています。このような人は、医師もスタッフも平安と喜びをもって死への旅路に寄り添って看取ることができます。人生の最後にすべての人に訪れる死に対して、不安や恐れ、いらだちを乗り越えて安らかで平安な死を見守ることができたなら、残された家族にとって喪失の悲しみがどんなにか和らぐことでしょうか。

# II　人間関係の理解

# 1　夫婦関係の理解

過日、私の勤務している病院に一人の患者さんが来ました。その方は家庭医学の本を買いに本屋さんに行き、見ているうちにノイローゼについての医学書を見つけました。手に取って読んでいくと、「ときどき、夜眠れなくなる。食欲がなくなる。いらいらする。それから子どもに大声を立てて怒る。これらは、ノイローゼの初期症状である」などと書いてありました。そこで自分もノイローゼに間違いないと思い込んで、「先生、どうも私、あの本から見ますと、間違いなくノイローゼです」と、自分で診断して来ました。専門的にインタビューしたところ、ごく普通の主婦の方でした。そこで、「そんな心配は全然要りませんよ。安心してください。私も、そういうことがときどきありますから」と話しますと、「そうですか。先生でもあるんですか。それじゃ安心しました」と帰って行きました。

次のもう一つの例も、主婦の方です。家では娘さんが高校受験を控えて一生懸命に勉強中です。その方は、「親として自分はもう少し心配していいのに、心配にならない。夜もよく眠れるし、食欲もある。あまりいらいらもしない。これはおかしいのではないだろうか」と考えて尋ねて来ました。これには私もびっくりして、「非常に結構じゃないでしょうか」と答えました。その方は、「娘が受験なのに、自分があまり心配にならないのは異常ではないでしょうか」と言われます。いろいろ聞いてみると、ノイローゼということに過敏になっていることがわかりました。私は、「人間はそう簡単にノイローゼになりません。娘さんの受験があっても、心が平安であれば非常にいいのではないでしょうか」と話しました。その方は安心して帰りました。

この二つの例を見ると、一人の方は、ノイローゼではないのにノイローゼではないかと思っていました。もう一人の方は、ノイローゼの症状が全然ないのがおかしいと思っていました。両者に共通していることは、ノイローゼに対して神経を集中させすぎているということです。

精神神経科の医者として診察を続け、いろいろな方の悩みを日ごろ経験していますが、最近は、ノイローゼ、心の問題、心の病などが世間で本当に問題になっています。

## ある夫婦の例

次に、一人の中年の主婦の問題を通して私が教えられたことをお話しします。この方のことばを聞いていると、他人事でないと感じるところもあって、私自身、非常に心が痛みます。この話を妻に少ししたところ、妻にも思いあたる節があったようです。

診察の場で患者さんのことばを全部カルテに書くことができないので、私は患者さんの許可を得て、ときどき録音します。これは治療のために録音するので、他の人に話したりしないことを約束します。この患者さんの場合、もし何かのお役に立てば、私のことは皆さんの前で話しても、活字にしても結構です、という許可を下さいました。

初めて病院に来たとき、まずこの方は整形外科を受診しました。首がすごくこる、肩に痛みがある、背中が痛む、腰がだるいという症状がありました。だれでも、少しくらいは肩や首がこりますが、この方の場合は、一週間のうち三、四日は朝から晩まで寝込んでしまうほどの痛さだったのです。そこで、これはどうも専門の医者に診察してもらわなければならないと思って、整形外科医のところへ行きました。種々の精密検査をしても、身体の面ではどこも悪くありません。どうも訴え方、話しぶりから考えて、精神的な問題があるのではないかと整形外科の医者は考えて、その方を私のところへ紹介しました。

詳しく話を聞いてみると、大変な問題を抱えていたのです。これはまさに本題の「夫婦関係の理解」に関わることです。この方の場合は、お連れ合いとの間に問題がありました。その録音テープの一部を以下に紹介します。これほど大きな問題でないにしろ、皆さんにとって、おそらく当てはまる部分があるかと思います。

「主人は仕事がとても忙しくて夜帰るのは遅いし、休みの日は疲れて一日中ごろごろしているしで、私たち二人は本当にゆっくり話し合うことがないのです。夫は家にいるときでも、何かいらいらしているようで、ちょっとでも気に入らないことがあると、怒りをぶちまけるのです。私はそんな夫に腹が立つのですが、その腹立ちを呑み込んでしまうほうなのです。そして黙り込んでしまいます。もう口なんかききたくもないと思います。夫は私の欠点ばかり目につくようで、口を開けば私に対する文句や不平ばかりです。それを聞いていると、私は何も言えなくなって、泣いてしまいます。私が泣くと、夫も黙り込んでしまいます。夫がもう少し私のことを考えてくれればなあと、いつも思います。

簡単なことを決めるのにも、二人の意見がなかなか一致しないのです。すぐに感情的になってしまって、お互いを責めるようになります。もう夫のことはあきらめて、せめて子どもだけはと思い、一生懸命育ててきました。でも、その娘も大学卒業と同時に結婚します。その後、夫と二人きりになるかと思うと、本当にうんざりします。」

程度の差こそあれ、あなたの心に響くことばが出てはいないでしょうか。私はこの方の訴えを聞きながら、自分自身の心に思いあたるところがありました。「夫は仕事がとても忙しい」というのも、「夜帰るのが遅い」というのも似ています。休みの日は教会に行ったあと少し疲れるので、ごろごろとはいかないまでも、ころころくらいはします。「夫は家にいるときでも、何かいらいらしているようで」も、やはり、忙しくて家に帰っても仕事をしないといけないような時はいらいらします。「ちょっとでも気に入らないことがあると、怒りをぶちまけるのです」は、妻に聞かないとわかりませんが、怒りをぶちまけるほどではないと思います。しかし、ときにはしまったと思うようなことばを発します。

それから、特に女性がたにこのことばを聞いていただきたいと思います。「私はそんな夫に腹が立つのですが、その腹立ちを呑み込んでしまうほうなのです。」夫に対してむかむかするけれども、それを口に出さないで呑み込んでしまう方が多くいるのではないでしょうか。また、「黙り込んでしまいます。もう口なんかききたくもないと思います」ということもあるでしょう。それから「私の欠点ばかり目につくようで、口を開けば私に対する文句や不平ばかり」という点も、程度の差こそあれ、男性はそういうところをもっています。

「それを聞いていると、私は何も言えなくなって、泣いてしまいます。」お連れ合いのために泣いてしまい、いつもではなくても、「夫がもう少し私のことを考えてくれたら、二人の間がもっとうまくいくのに」と思う方は、必ずおられるに違いありません。

「簡単なことを決めるのにも……すぐに感情的になってしまって、お互いを責めるようになります。」人間は感情の動物であるといいます。感情的になってはいけないと思いながら、つい感情的になってしまう場合があります。

「もう主人のことはあきらめて、せめて子どもだけはと思い、一生懸命育ててきました。」最近では、「夫はあきらめました。とにかく私の頼りは子どもだけなんです」と言う方がかなり増えています。本当に、夫の立場にある者は、「もうあきらめました」と言われないように頑張らなければいけないと思います。子どもが独立して、「その後、主人と二人きりになるかと思うと、本当にうんざりします」。これは、男性にとってはかなり厳しいことばです。もし自分の配偶者が、この人と二人きりでこれからずっと過ごしていくのだと考えると、うんざりすると思っていたなら、大変なことです。

高齢化社会になって、私たちの平均年齢はどんどん延びています。子どもが独立するのは、年齢的にかなり早くなっています。ですから、定年になって後、二十年、三十年間、二人きりの生活が続くかもしれません。二人きりの場合に互いにうんざりしながら長い間生活するのは、大変な悲劇です。この方は、ある意味で、私たちのもっている様々な人間関係の問題を集約したような形で訴えていると思います。

そしてこの方は、次のような経過をたどりました。お連れ合いとの問題が自分の心の中に非常にやるせなさを生じさせたこと、そのやるせない気持ちが、肩、首、腰などの痛みとなって現れていたことが話し合いの中でわかってきたのです。まず、身体の問題ではないことが、この方にわかりました。精密検査を受けたことによって、これは決して身体の問題ではなく、心の問題が原因で、そういう痛みが起こってくることもわかってきました。「それは大変ですね。そういうご主人と一緒に生活しておられたら、肩や腰も痛むでしょうね」と私が理解を示し始めたころには、少しずつ良くなってきていました。

しかし、決して問題は配偶者だけにあるのではありません。この人の中にも問題があります。あまりにも配偶者に対する腹立ちがひどいので、どういう方なのかを知るためにお連れ合いにお会いすることにしました。すると、立派な方なのです。そして言われることは、今度は相手の悪口です。「先生、妻はきっと私の悪口を言っていると思います。しかし、医者として一方的な情報だけで判断されては困ります。妻は確かに人の前では良いことを言って、私の悪口ばかり話しているでしょう。しかし家での行動は、たとえばこうなのです」と、いろいろな例をあげて説明します。「私が疲れて帰って来ても、『ご苦労さま』ということば一つ言わない。『お帰りなさい』と言ってもらったこともない。そして、もう少し休みたいなと思うときに限って、必ず用事を言いつけるのです。」

そこで私も、なるほどお連れ合いのほうにもいろいろ問題があるとわかりました。それでその方に、「では、あなたはどうなのですか」と聞くと、「私にも確かに悪いところはあります。それは認めます。しかし、妻が言うほどではありませんよ。妻がもう少し変わってくれれば、私たち二人の関係はうまくいくのですがね」と言います。「私はそれほど悪くない。悪いのは相手である」と、互いに自分を棚に上げているのです。

一方的に話を聞いてみると、どんなに悪い夫かと思ってしまいます。実際に話してみますと、それほどではありません。患者である主婦に会ってみると、夫が言うほど悪くありません。時期が来たら、私はお二人を一緒に呼んで話を始めようと考えています。

この二人の人間関係の中から、五つのことを考えてみたいと思います。

## コミュニケーションを妨げるものを取り除く

一番目に大切なことは、「コミュニケーションを妨げるものを取り除くこと」です。

このご夫婦は、本当の意味でのコミュニケーションを取っていません。人と人との関係、つまり人間関係におけるコミュニケーションを「対話」「交流」といいます。それを妨げるのに一番良い方法が三つあります。それは、「怒り」「涙」「沈黙」です。この三つは、見事に対話を止める力を発揮します。

たとえば、この女性は、「主人は……ちょっとでも気に入らないことがあると、怒りをぶちまけるのです」と主張しています。何か話し合いをしようとしているときに、一方が怒りをぶちまけると、もう一方は黙らざるをえないのです。怒りをぶちまけることは、「もう黙りなさい。あなたの言うことは聞きたくない」ということです。

私たちは日常生活の中で、大声で叫んだり暴力を振るったりすることはないかもしれません。しかし、非常に陰険な怒りをぶつけることがあります。私もクリスチャンになる前には、本当に怒りをぶつけるのが上手でした。変な言い方ですが、上手に人を怒らせることもできました。嫌なことがあったり、ちょっといらいらしたりすると、すぐ自然に怒りをぶつけてしまうという、嫌な性質をもっていました。しかし、教会に通って聖書を読むうちに、怒りをぶちまけることがどんなに私たちの人間関係を損なうかについて、多く書かれていることを知りました。旧約聖書の箴言に、「怒り」についていろいろな教えが書かれています。その二、三を記してみます。

「愚かな者は感情のすべてをぶちまけ、
　知恵のある人はそれを内に収める。」（二九・一一）

怒りの感情をぶちまける者は愚かであることが、強調されています。この「収める」とは、抑え込むという意味ではありません。本当は言いたいのだけれど、グーッと抑え込んでしまうというのではなく、少し収めて怒ることです。腹が立たない人は世の中にいません。それをどう処理するかによって、勝負が決まります。すぐ反応して怒りをぶちまけてしまうのではなくて、腹を立てていても、「収める」ことによって、なんとかしないといけないという心の余裕をもつことができます。

また、「怒る者は争いを引き起こす。／憤る者には多くの背きがある」（同二二節）とも書かれています。要するに、怒りをぶちまける者は罪を犯しているということです。このことばを私がクリスチャンになる前に読んだとき、少し言いすぎではないか、人が怒ったからといって、罪人呼ばわりされる筋合いはないと思いました。しかし、聖書を学んでいくと、聖書で言っている罪が、私たちが一般的に考える罪とずいぶん違うことが次第にわかってきました（この罪の問題にはあとで触れます）。すぐに怒りをぶちまけることは罪であることを頭に置いて、新約聖書の中からもう一か所記してみましょう。

「怒っても、罪を犯してはなりません。憤ったままで日が暮れるようであってはいけません」（エペソ人への手紙四章二六節）。

これは私たち夫婦にとって、ある意味で座右の銘です。私はクリスチャンになってから、人とのいさかいが少なくなりました。また、明らかに人間関係が良くなり、人とうまく付き合えるようになりました。さらに、以前より、相手の立場に立って、ものが考えられるようになりました。中傷のことばに対してはもちろん腹は立ちますが、その腹立ちをすぐに相手にぶつけ返すようなことがなくなりました。

どんなに仲の良い、立派なクリスチャンの夫婦でも、二人の間に何の争いも意見の相違も腹立ちもないというのは、まず考えられません。しかし私は、昼間や夕方に妻との間に何か気まずいことがあっても、夜寝るまでには和解を成立させるために話し合い、祈り合って、平和な心で眠りにつきたいと思っています。これらのことが私に全部できているとは言えませんが、だんだんそういうことの大切さがわかってきました。

さて、三つのコミュニケーションを妨げるもののうちの第二の「涙」について考えていきます。この女性は、「私が泣くと、夫も黙り込んでしまいます」とはっきり言っています。しかしある意味で、夫を黙らせるためにこの人は泣いています。すなわち、コミュニケーションを遮断するために、泣くことが無意識のうちに行われることがあるのです。ということは、この場合、泣くという行為は「もうこれ以上私を悲しませないでください。私の欠点を言ってはだめです。さもないと私はもっと泣き続けますよ」ということを相手に伝える手段として用いられているわけです。涙は、女性の武器だと言われることがあります（これは少し言いすぎだと私は思います）。涙はただ悲しい時にだけ出るものではないことを、男性は生活の知恵としてよく知っておかなければなりません。

女性は非常に感情のこまやかな存在なので、いろいろな時に泣きます。感激の涙、悔し泣き、やるせなさゆえの涙、それから何かを強調したいときの涙、自己憐憫の涙などがあります。ですから、いったいなぜ泣いているのかなと、ワンクッション置いてみないとわからない場合があります。

とかく、悔し涙は見落とすことがあります。一例をあげると、妻と私との会話があって、二人の間に何かちょっと気まずい空気が流れます。私は用事で外出し、しばらくして家に帰って来ると、妻が泣いています。そこで、何か泣かすようなことをしたかを考えてみても、はっきりわかりません。そのときこちらの虫の居所が悪いと、しばらく沈黙が続きます。「こんなことくらいで泣いて、なんだ！」という気持ちです。虫の居所が良ければ、「何か悪いこと言った？」とことばが出ます。妻がうまく乗ってくれれば、「あなた、こんなひどいこと言ったわ」、「そんなにひどく響いたかな」などと、会話は進みます。涙を見たとき、黙り込んでしまわないで、会話を続ける工夫をすることが大切です。

コミュケーションを遮断する三番目の要素である「沈黙」は、三つの要素の中で一番強力です。長い間沈黙を続けるためには、とてつもないエネルギーが要ります。

私は小さい時に父を亡くしたので、父のことはよくわかりません。しかし父は頑固者で、腹を立てて黙り込むと、一週間くらいはものを言わなかったらしいのです。私はあまり腹は立てないし、黙り込むこともそれほどありません。しかし、年に一回か三年に二回くらいは、何か無性に腹が立つことがあります。そのときは黙ります。これは遺伝かもしれません。けれども、とても一週間はもちません。せいぜい一時間くらいで、たいてい妻のほうからしゃべりだします。

黙っているエネルギーの源は怒りなのです。怒りがなんらかの形で解決しないと、ものが言えないし、気まずいのです。口をきいてなんかやるものかと、黙っている気持ちはとても嫌なものです。しかし、どちらかが歩み寄らないと、この沈黙は解決しません。「しゃべるが勝ち」と言えましょう。

以上が、第一の「コミュニケーションを妨げる」三つの要素です。

## 自分が変わる

二番目に大切なことは、「相手に変わってほしいと思わないこと」です。これも難しいことです。夫婦に限らず、職場の同僚、友だち同士、また、親子の間でもそのことが言えます。相手に変わってほしいという気持ちが強ければ強いほど、人間関係はうまくいきません。これを裏返せば、自分が変われば相手も変わるという信念をもつ必要があるということです。この方も、相手さえ変わってくれればと言っています。「夫がもう少し私のことを考えてくれればなあと、いつも思います。」一方、お連れ合いも、「妻さえ変わってくれれば……」と言っています。このことばが象徴しているように、だれかとうまくいかないときに、人はいつも、相手さえ変わってくれればという気持ちになるのです。そして、自己主張をします。

妻と夫という人間関係を考えてみると、妻は妻なりに自分の主張を、夫は夫なりに自分の主張を押し出します。そして、互いに譲らなければ衝突が起こります。今の患者さんの例では、この方が「夫はいつも自分の主張ばかりして、私のことは本当に考えてくれない」と言っていることは、夫に対して、自分の主張ばかりしないで私のことも考えて、私の立場になって考えてほしい、ということなのです。ところが、お連れ合いに聞いてみると、全く逆に、妻がもう少し私の疲れを理解してくれたら、もう少し自分の立場を考えてくれたらと言い、互いの主張が衝突しているわけです。両方とも自己中心なのです。

私たちは、「私が」「私が」という自己主張をする罪をもっています。自己中心が罪であることを、聖書はいろいろの箇所で教えています。英語で罪のことをＳＩＮといいます。私（Ｉ）が真ん中にあることは罪の象徴だと思います。

自己中心は、夫と妻の間だけでなく、親子の間にもあります。私もときどき反省します。よく私は子どもに、「するべきことは先にしなさい」と言いました。これは、親として当然のことなのです。たとえば、宿題など、家の中で自分がしなければならない仕事があります。子どもも罪人ですから、本当にするべきことはしたくない場合が多いのです。それをいつも一番最後にもっていく傾向があります。親は、「するべきことを先にして、あとは自由にしたらいい、とにかくするべきことを先にしなさい」と言います。ここでひるがえって、自分はどうだろうかと考えると、自分でもなかなかできないことを子どもに押しつけようとしていることに気づきます。そういう姿も罪の産物なのです。

## 文句を控える

次は、コミュニケーションの問題の三番目にあたる「不平、不満、文句を控えること」です。これも難しいことです。この方は、夫は、「口を開けば、私に対する文句や不平ばかりです」と言っています。お連れ合いに聞くと、「妻の不平は聞きあきました」と言います。いったい自分は本当に相手の立場に立って考えているだろうかという反省が、この夫婦には互いにないのです。いつも、自己主張が前面に出てきます。

このことに対して、聖書は次のように教えています。

「悪いことばを、いっさい口から出してはいけません。むしろ、必要なときに、人の成長に役立つことばを語り、聞く人に恵みを与えなさい」(エペソ人への手紙四章二九節)。

この素晴らしいみことばを実行するのは、とてつもなく難しいことです。「悪いことば」には、原語で「相手を引きずり降ろす」という意味合いがあるそうです。わかりやすくいえば、自尊心を傷つけることです。自尊心が傷つけられれば、自分の価値が下がります。これを私たちはよくやります。親が子どもに対して使うことばで、子どもの自尊心を傷つけるものがたくさんあります。大人同士なら、私たちは割合にそれを自覚します。しかし相手が子どもの場合、親は、子どもの人格を傷つけることを平気でしたり言ったりしています。無意識にしている場合もあるのです。

たとえば、こんなことばはよく使われます。「どうしてなんでしょう。この子は。」「何度言ったらわかるの。」このことばをもしも私が同僚から聞いたとすれば、たいへん傷つきます。「あなた、何度言ったらわかるんですか」などと言われれば、どんな気持ちがするでしょう。きっとカッとくるに違いありません。それを私たちは、子どもに毎日言い続けているのではないでしょうか。そのたびごとに、子どもは傷ついているわけです。

本当に、私たちは罪人です。こんなことばを使ってはいけないとよくわかっていながら、また使ってしまいます。もっともっと子どもたちの人格の存在を大切にし、自分の子どもという気持ちよりも、一人の人格者という気持ちで接したいと思います。

## 感情を収める

四番目に移ります。「感情的にならないこと。」　これも難しいことです。夫婦の間、嫁と姑の間、親子の間、職場の同僚の間でも、この感情的になることは、私たちが罪人である大きな証拠を示しています。この方も、「簡単なことを決めるのにも、二人の意見がなかなか一致しないのです。すぐに感情的になってしまって、お互いを責めるようになります」と言っています。程度の差こそあれ、私たちの本当の赤裸々な姿を表していることばではないでしょうか。

　またこの方は、次のような一つのエピソードを話しました。台所の棚が腐って落ちたので、夫に何度か、「忙しいでしょうが、棚をつってくださいね」と、初めは柔らかく言っていたそうです。ところが、夫はなかなかつってくれません。ついに恨みつらみを込めて、「いい加減に、棚をつってくださいね」と言ったのです。そのことばに、夫はカチンと来ました。「いい加減にとはなんという言い方だ」と夫。「何度言ってもしてくださらないからですよ」と妻。感情がぶつかりました。「何度言ってもといっても、これで二度目じゃないか。」「いいえ、四度目です。」　すると男のほうがだんだん不利になってくるわけです。「とにかく、おまえの言い方が気にくわない。頼むのなら、もう少しちゃんと頼め。」「ちゃんと頼めと言ったって、犬小屋の屋根も壊れているし、塀も壊れているのを何度もお願いしたでしょう。」「今は、犬小屋の屋根の話はしていない。棚の話だろう。」

この場合は、棚をつるということが問題です。ところが、妻の言い方に対して夫がどういう態度でそれを返すか、その返したことに対して妻がどう反応するか、その反応に対して夫がどうするか……と態度ばかりが取り上げられています。意見が衝突するときは、いつもそうです。一番大切な棚は棚上げになっています。

冷静になるために一番大切なことは、棚の問題に戻ることです。「今は、棚をどうするかが、私たちの問題なんです。二人で冷静に考えましょう。態度のことでいがみ合うのではなくて、棚が壊れているので、なんとかしなくてはなりません。私は力もなくて、できません。あなたに頼む以外にありません。疲れておられることはよくわかります。けれども、どうかお願いですからやってください。」ここまで妻にしっかり言われて、「うん」と言わない夫であれば、あきらめなければならないかもしれません。

## 家庭の基本は夫婦

五番目は、「家庭内の人間関係の基本は、親子ではなく夫婦であること」です。心に悩みをもつ多くの人と接していて、このことをしっかり認識していない家庭に問題が起こりやすいことを、このごろつくづく感じます。特に日本の場合は、仕事、子ども、夫婦という順番になりやすいのです。ところが聖書の中には、はっきり順序が示されています。

「妻たちよ。主にある者にふさわしく、夫に従いなさい。夫たちよ、妻を愛しなさい。妻に対して辛く当たってはいけません。子どもたちよ、すべてのことについて両親に従いなさい。それは主に喜ばれることなのです。父たちよ、子どもたちを苛立たせてはいけません。その子たちが意欲を失わないようにするためです。奴隷たちよ、すべてのことについて地上の主人に従いなさい。人のご機嫌取りのような、うわべだけの仕え方ではなく、主を恐れつつ、真心から従いなさい」（コロサイ人への手紙三章一八―二二節）。

まず、妻と夫の関係が書いてあります。二番目に、親子関係、三番目に、主人としもべの関係、これは現代的にいえば、仕事に関することです。ある意味では宮仕えということばが当てはまるように、典型的な主人としもべとの関係の中で生活しているサラリーマンも少なくないでしょう。このように、夫婦、親子、仕事の順になっています。この順序が逆転すると、「夫のことはあきらめ……頼りになるのは子どもだけ」という悲劇が起こります。

ある本に、「子どもにとって良い父親であるための最良の道は、子どもの母親に対して良き夫であるということだ」と書いてありました。これは、本当に含蓄のあることばです。子どもは母親との接触が密接ですから、その影響を一番強く受けます。母親に対して父親が良い関係をもっていれば、母親を通して父親の良さ、強さが子どもに伝わっていきます。父親が子どもの育児に直接関わる時間が少なくても、母親を通して父親が育児に参加することになるのです。

夫が妻に対して良き夫であるということが決定的に大切です。

「豊かな人生の条件」という賛美歌があります。その一番に、「知識も名誉も財産もはかないものです。自分の努力や才能も限りがあるでしょう」とありますが、そのとおりです。私も、クリスチャンになる前は、本当に自分の知識を大切に思っていました。野心というものもありました。将来、大学に残って、できれば助手から講師へ、講師から助教授になって、もし教授になれれば素晴らしいなあと、その地位を頭に描きました。また、貧乏であるよりもお金があるほうがいいと夢見ていたのです。

しかしクリスチャンになってから、こういう意味での地位、名誉、財産からはかなり解放されました。しかし、私にとって一番難しいことは、子どもから解放されることです。三人の子どものそれぞれが幸せになってほしいという、親として当たり前の願いをいだいています。「子どもは神から授かったもので、一時的に託されて、やがて離れていくものだ。だから子どもたちに与えられている個性を摘まないように伸ばしてやればよいのだ」と頭ではわかっているのですが、現実の生活の中ではなかなかうまくいきません。「できるだけいい学校に行ってほしい。」「学校で少しは良い成績を取ってほしい。」「水泳を習い始めたら、どんどん上達して、大会では良い成績を残してほしい。」そんな気持ちがどうしても起こります。しかし、そういう気持ちから解放される必要があるのです。それぞれの子どもが神様から与えられている賜物を活かすことができれば、それでいいと思える親でありたいものです。

今も、非行、暴力、子どもの自死などの問題があちこちで起こっています。ときどき恐ろしい事件のことを耳にします。それらは決して他人事ではないでしょう。自分の気持ちが子どもに必要以上にとらわれてしまうと、そこに大きな問題が生じることがあります。子ども可愛さであまりに愛情を注ぎすぎて、子どもを過剰に締めつけていないか、省みる必要があるでしょう。心の中を探ってみる必要があるのではないでしょうか。

これまでのことをまとめてみます。第一番目は、コミュニケーションを妨げる三つのもの、怒り、涙、沈黙を取り除くことです。二番目は、相手に変わってほしいというのではなくて、自分が変わろうとすることです。三番目は、不平不満、文句を控えることです。四番目は、感情的にならないことです。五番目は、家庭の基本的関係は夫婦であるということを知ることです。

## 人間の「罪」

私は、聖書でいう罪がなかなかわからなかったのですが、ある集会でわかりやすい説明を聞きました（この話は前にもしました）。日本語の漢字には、それぞれ意味があるとのことです。その先生は、罪は四つの非《あら》ずだと言われました。それは、不法、不善、不義、不信です。不法は法律的な罪です。私たちはそれほど犯さないでしょう。不善は道徳的な罪です。これは私たちはよく犯します。日本人は公徳心がないとよく言われます。学生時代に山登りをしたとき、中腹あたりに空き缶の山を見つけました。これは公徳心がない例の一つで、道徳的な罪です。不義はいわゆる宗教的な罪です。私たちは、神の目から見れば全部、罪人です（ローマ人への手紙三章一〇節）。不信は、罪の中で一番大きな罪です。神の存在を信じない罪だからです。

聖書で罪の姿をはっきり示している箇所を読んでみましょう。今までお話ししたことを、ローマ人への手紙は見事にわかりやすく説明しています。

「私には、自分のしていることが分かりません。自分がしたいと願うことはせずに、むしろ自分が憎んでいることを行っているからです。」だれも、喜んで黙っていたり、喜んで感情をぶつけたりする人はいません。本当はしてはいけないとわかっているのです。「ですから、今それを行っているのは、もはや私ではなく、私のうちに住んでいる罪なのです。」自分でしたいと思うことがすっとでき、これはやめておこうと思うことがやめられるのであれば、私たちは罪人ではないのかもしれません。私たちの中には、自分ではどうしようもできないものが宿っているのです。「私は、自分のうちに、すなわち、自分の肉のうちに善が住んでいないことを知っています。私には良いことをしたいという願いがいつもあるのに、実行できないからです」（七章一五―一八節）。

確かにそうです。私たちは人間であれば、善をしたいという心がどこかにあるはずです。妻が悲しんでいるときに優しいことばをかけてやりたい、子どもが言うことを聞かないときでも、感情をぶつけずに静かに諭してやりたいのです。そういう気持ちをもっていながら、そうできないのが、罪人の姿です。

では、私たちに全く望みがないのかというと、そうではありません。それが、ローマ人への手紙七章二四―二五節の短いみことばに書かれています。

「私は本当にみじめな人間です。だれがこの死のからだから、私を救い出してくれるのでしょうか」から、急に明るい感謝のことばに変わっています。この手紙を書いたパウロも、自分が罪人である現実を認めてイエス・キリストを信じることによって、神の恵みが与えられました。そこで、心から神に感謝することができるようになったのです。それで、「私たちの主イエス・キリストを通して、神に感謝します」ということばが出てきたのです。

## 罪と人間関係

罪を自分の力で解決できないことは確かです。人間の力でどうすることもできない罪があるので、人と人との間がうまくいきません。神のひとり子イエス・キリストの十字架による贖いを信じないかぎり、それができないということが、聖書で一貫して述べられています。求道中、これが私にはなかなかわからなかったのです。

ある牧師から教えられた話を紹介しましょう。それは、罪の性質、罪と人間関係の問題、神

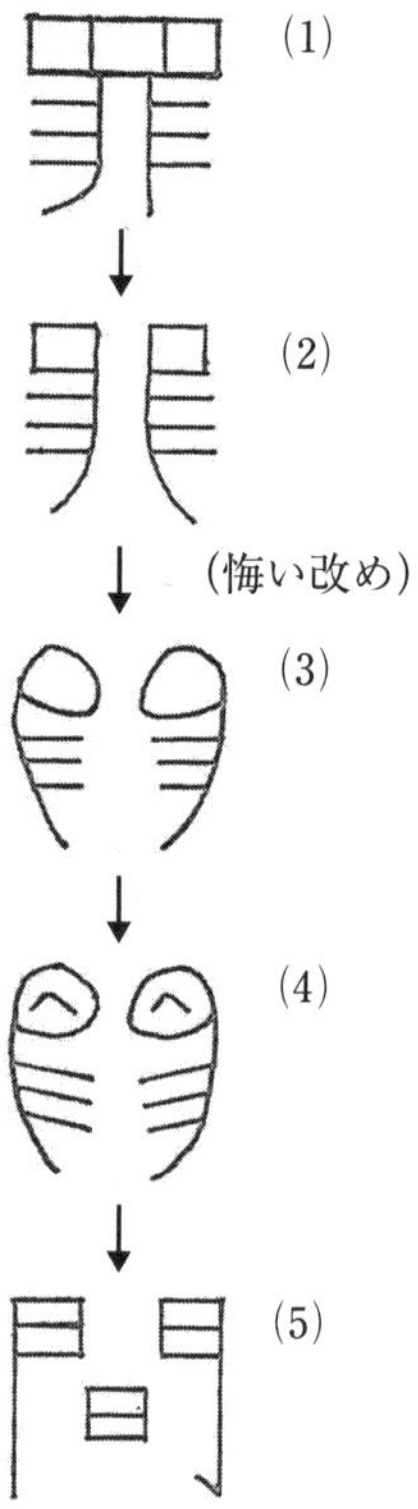


様を信じることによって、私たち人間がどう変わるかを象徴的に表しています。

右の図の(1)の「罪」という字を今度は縦割りにすると、図(2)のように二人の人間が背を向けている形になります。確かに罪ということばには、神様に背を向けるという意味があります。神様に背を向けている人は、本当の意味で良い人間関係をつくることができません。

夫と妻が背を向け合っている、職場の同僚同士が背を向け合っている、こういうことがとても多いのではないでしょうか。愛や思いやりがなく、相手の立場を考えることができません。これが本当の罪の姿です。

人間同士がコミュニケーションを取ることができるためには、(2)のように二人が背を向け合っていないで、(3)のように向き合わなければなりません。真の意味で向き合うためには、どうしても悔い改めが必要です。「私は罪人です。私の力では罪をどうすることもできません。」これが悔い改めです。それと同時に、神のひとり子イエス・キリストを信じるときに初めて、このような姿になることができます。

私は少なくとも、そのような経験をしました。イエス・キリストを信じる前は、本当に利己的で、人の立場を考えることのできない、人を心から愛することのできない人間でした。人が悲しんでいるときに、「ざまあ見ろ」という気持ちになったのです。人が喜んでいるときには、一緒に喜ぶことのできないような人間でした。今は、それが全部できるかどうかというと、そうではありません。しかし、私の罪がイエス・キリストを信じることによって赦されているという確信は、素晴らしいものです。

ここで二人が、(4)のようにニコニコと笑います（ここからは私のオリジナルです）。これが本当の人間関係です。(5)の「間」は、人間の間です。

「無慈悲、憤り、怒り、怒号、ののしりなどを、一切の悪意とともに、すべて捨て去りなさい。互いに親切にし、優しい心で赦し合いなさい。神も、キリストにおいてあなたがたを赦してくださったのです」（エペソ人への手紙四章三一―三二節）。

だれかに赦されたという経験がなければ、人を赦すことができません。だれかに愛されたという経験がなければ、人を愛することはできません。私たちがいくら罪を犯して、罪に汚れた者であっても、イエス・キリストが、「わたしを信じるなら赦してあげよう」と約束してくださいます。神様による赦しを経験したときに、初めて人を赦すことができます。神様によって愛されていることを経験したときに、初めて他の人を愛することができます。ですから、神の赦しと神の愛を知ることは非常に大切なことなのです。

## 2　親子関係の理解――母と子――

しつけは、母親だけではなく、父親も参加しなければならないことです。とはいえ、母親が子どもに対してもつ影響力は大きいのです。子どものしつけに困ったとき、自分は母親にどういうふうにしつけられただろうかと思い返すことがあります。同時に、しつけの面で失敗して振り返ってみると、自分の母もこのようにしたと思い出すこともあります。

私はあるとき、大きな書店の育児コーナーで参考書を見ていました。「親と子の人間関係」「良い子を育てるために」「こんな子どもにだれがした」「間違ったしつけの見本」「父親と母親の協力」といった題名の本が、山と積まれていました。そのうちの二、三冊の目次を見たり、内容の立ち読みをしたりしたのですが、かなりその内容は違っています。しつけの方法は、人によって時代によって変わります。私たちは、どういう基準でしつけをしたらよいのでしょうか。

私にも三人の子どもがいます。妻は心理学を専攻していますし、私は精神科の医師というわけで、子どものしつけのことは二人でよく話し合います。しかし、しつけには頑張れば頑張るほど、うまくいかない側面があります。何も親が干渉せずに放っておくほうがいいのではないかという気持ちにもなります。けれども、放っておくことも心配です。はっきりした基準をもって育児にあたれば、平安があるのではないかと考えます。その基準が、はっきりしない土台に基づいているなら平安がありません。

この章では特に、しつけに関して両親に、聖書がどのように教えているかについて、私自身の経験と、私の知っている育児に悩んでいる母親や、親子関係がうまくいかなくて情緒障がいを起こしている子どもから教えられたことをお話ししたいと思います。

エペソ人への手紙六章四節を、リビングバイブルで読みましょう。

「両親にもひとこと言っておきます。子供を、いつもがみがみしかりつけ、小言を並べ立てて、反抗心を起こさせたり、恨みをいだかせたりしてはいけません。かえって、主がお認めになる愛のこもった訓練と、助言や忠告を与えて育てなさい。」

ついがみがみやってしまっても、「ああ、いけない」という反省の気持ちがあるのと、ないのとでは、長い年月のあとにはずいぶん違ってきます。この中には、してはいけないことが四つと、すべきこと一つとが記されています。

## がみがみ叱らない

このみことばを一言で言い換えるなら、感情的にならないということです。これは、とてつもなく難しいことです。特にお母さんがたにとっては、そうかもしれません。元来、お母さんのほうがお父さんよりも感情的になりやすいと言われます。しかし、感情的に叱りつけることと、しつけることとは別です。

子どもはいくら注意しても、してはいけないことをやめない存在です。何回も注意しているうち、目の前で、してはいけないことをしたりします。そんなとき、怒りが爆発して、「これ！」ということばが口をついて出ます。すると子どもは、また叱られたと思うだけです。しつけられたとは思いません。ここで大切なことは、怒りを一度呑み込むということです。一度呑み込んでから「これ」と言うと、声の響きが違います。それは子どもの心に、しつけとして働きます。子どもたちに聞いてみると、よくわかります。子どもたちは、叱られたのではなく、しつけられたという感じをもちます。

このことに対しては、聖書にたくさんのみことばが書かれています。怒ってしまったとき、その日の反省として読んでいただきたい箇所を三つあげておきます。

「愛する皆さん。人のことばには耳を傾け、口数を少なくし、しかも腹を立てないのが一番だ、と心得なさい。怒りは、神様の標準から、私たちを遠く引き離すからです」（ヤコブの手紙一章一九―二〇節、リビングバイブル）。

「怒ることをやめ　憤りを捨てよ。
腹を立てるな。それはただ悪への道だ。」（詩篇三七篇八節）

かなりきついみことばですが、怒りが私たちにとっていかに避けなければならないかが、はっきり書かれています。

「柔らかな答えは憤りを鎮め、
激しいことばは怒りをあおる。
知恵のある者の舌は知識をうまく用い、
愚かな者の口は愚かさを吐き出す。」（箴言一五章一―二節）

聖書は不思議な書物で、どんな育児の問題に関しても解答が書かれています。

## 小言を並べない

母親には、小言をつい並べたててしまう傾向があるような感じがします。ときに、そばで聞いていると、なぜそんなこまごましたことをごちゃごちゃ言わなければならないのかと思うほど、小言が続くことがあります。

そこで、狭く注意して広くほめることを勧めたいと思います。子どもが何か失敗したときは、そのことだけを注意して、子どもの人格に関わるところまで注意を広げないことです。

この点で親はよく失敗をします。一例をあげましょう。あるとき、私の子どもの一人がコップを割りました。その月で、もう三つ目でした。私は何か言いそうになりましたが、やっとそれを呑み込みました。ところが、妻が爆発してしまいました。「ほれ、またやった。あれほど言ったのに、今月に入って三つ目でしょう。どうしてなの。本当にだめな子ね。」最後のことばは、彼の心の中にぐさっと突き刺さったに違いありません。コップを割る――だめな子、その間には無限の距離があります。よく考えてみれば、母親自身もときどき割るわけです。そのとき、夫から「だめな妻だなあ」と言われたら、非常に心が傷つくでしょう。

冷静なときには、「今度からもっと注意をしようね」ですみます。それだけで十分なはずです。コップなどを割れば、子どもが「大変なことをした」と反省していることは、顔を見れば明らかです。それに追い討ちをかけることはいけません。何か失敗をしたら、そのことだけを取り上げて、そこから決して広げないことが大切です。ところが逆に、ほめるときには、その子の人格の部分にまで広げると良いのです。叱るときは無意識に人格レベルまで広がりますが、ほめるときには意識しないと人格まで広がりません。

広くほめる例をあげましょう。庭で三人の子どもが遊んでいました。妻が、「だれかパンを買って来てくれない」と言います。遊びを中断してお使いに行くことは、子どもにとってはかなり難しいことです。ところが珍しいことに、次男が「ぼく、行って来る」と言いました。こんなときには、お使いから帰って来たときがチャンスです。少し演技的になってもかまいません。たとえば、「どうもありがとう。遊びの途中で行ってくれてお母さんはとても嬉しい。あなたは本当に親切な良い子だね」というように、人格全体に及ぼすようにほめてあげます。すると子どもに、何か良いことをすればお母さんにほめられるという意識が次第次第についていきます。

## 反抗心を起こさせない

この秘訣は肯定的なことばで締めくくることです。

一例をあげましょう。宿題のことで私たち夫婦は話し合って、宿題については何も言わないことにしようと決めました。宿題をしていかなかったら学校で恥をかきますから、おのずから宿題をしなければならないことを学んでいくでしょう。子どもに責任をもたせる実践の一つとして、「きょうは宿題があるの？」とか「宿題はすませたの？」とかは一切尋ねないように努めています。けれども何も言わないことは、かなり難しいことです。つい遊びほうけているのを見ると、「宿題があるのではないかしら」と母親は思います。

先日、学校から帰った子どもが珍しくすぐに、「ぼく宿題する」と言って二階に上がって行きました。ところが、二時間くらい経っても降りて来ません。妻が上がって行くと、宿題をしていると思いきや、漫画の本を一生懸命読んでいました。怒りたくなりましたが、呑み込んで、「早く宿題すませなさいね」と言って、下に降りました。

宿題を終わって降りて来たときにどう言うかで、勝負が決まります。肯定的なことばで締めくくることは、意識しないとできません。放っておけば、私たちは否定的なことばで締めくくってしまいます。

二つのことが子どもに起こったわけです。宿題をしたということと、客観的に考えて時間がかかりすぎたということです。集中してやれば普通半時間くらいで終わるのに、漫画を読んでいたので、二時間もかかりました。すると、親の反応はどうでしょうか。多くの親は「宿題ができたのは良かったけど、ちょっと時間がかかりすぎたね」というような言い方をするかもしれません。それを全く逆にしてみたらどうでしょうか。「ちょっと時間がかかりすぎたね。だけどよくやった。」すると、順序が変わっただけで、ずいぶん子どもに入っていく感じが異なります。前者は時間がかかりすぎたという否定的なことばで締めくくっているのに対して、後者はよくやったという肯定的なことばで締めくくっています。

大人でも同じです。教会の奉仕などで、「ほんとによくやってくださいました。だけど、あそこをこうしてくださったら、もっと良かったですね」というような言い方をされると、あとのほうに言われたことだけがピーンと響きます。感謝されたのかどうかが、よくわからなくなります。非難されたとか、注文をつけられたとかという感じだけが残ってしまいます。ところが逆に、「ここのところをもう少しこうしていただいたら、もっと良かったのですけれど、だけど本当にお忙しいのによくやってくださいました」となると、私のしたことを認めてくださったという気持ちが残ります。

ぜひ、育児の中のいろいろな機会に、肯定的なことばで締めくくってあげてください。これは、本当に両親が子どものしたことに感謝しよう、子どもの良いところを伸ばしていこうという気持ちをもっていないと、なかなかできません。意識して肯定的な締めくくりをしていると、子どもの良い面が見えてきます。

## 恨みをいだかせない

両親も弱い罪人ですから、子どもたちの恨みを買うことがあります。

いろいろな形の育児の仕方がありますが、自然にしている育児には、必ず三つの順番があります。

### (一) 命令

これが一番多いものです。

ある幼稚園の園長先生が、母親がひと月のうちで一番よく使うことばを調べたそうです。その結果わかったことは、「早くしなさい」が圧倒的に他を抜いて一位だったそうです。

駅の構内などでよく見る風景があります。お母さんが三人の子どもを連れています。中に一人、ぐずぐずしている子がいます。お母さんは「早くしなさい」と命令します。子どもは、母親のことばが聞こえないかのごとく、相変わらずぐずぐずしています。いつも命令されていると、効き目がなくなるのです。

### (二) 依頼

命令が聞かれなくなると、次に出てくるのは依頼です。たとえば、「お願いだから、もう少し早くしてよ」というようなことばです。一生懸命頼み込むのですが、これもあまり効きません。

### (三) 愚痴

依頼が聞かれないとなると必ず、「この子は何回言ってもだめね」となります。

この命令と依頼と愚痴は、あまり効果がありません。それにこの三つを繰り返していると、母親も嫌になります。愚痴を言いだすと、言っていること自体が嫌になります。

### (四) 励まし

そうではなく、ぜひ四番目の「励ましの育児」に励んでいただきたいと思います。今のような場合だったら、「○○君、もうちょっと頑張れば速く歩けるよ」と言うのが励ましです。これを言えば成功するかといえば、子どもというのはそんなに簡単ではありません。ただ励ましは、子どもにとって決して悪い影響を与えません。「もうちょっと頑張れば速く歩ける」と、自分が親から期待されているという感じが起こります。大人でも、他の人から励まされれば嬉しいのです。励ますことによって、親も嫌な気持ちにはなりません。愚痴を言う嫌な気持ちや、命令したり依頼しても聞いてくれないときの嫌な気持ちとは違います。成功しなければ、それは残念です。しかし、励ますことによって子どもは健全な成長をしていきます。

## 愛の育児

育児に大切なことは、第一に、祈れる父親、母親であることです。ぜひ、こういう子どもになってほしいという親の期待が大きすぎる場合には、子どもに負担をかけることになり、様々な問題が起こります。親の人間的な期待よりも、親が真剣に祈ることが子どもを変えるのだということを覚えたいものです。

私の子どもの一人が、朝の集団登校になかなか間に合わなかった時期がありました。十分な時間があるにもかかわらず、待ち合わせの時刻に間に合わないのです。とにかく、二階から降りて来て、パジャマから着替えるまでにかなり時間がかかります。着替えてから、何やら観察するように、部屋の四隅をぼーっと見ています。そこですぐ何か言いたいところですが、我慢します。「速くしなさい」ということばが効果のないことは、すでによくわかっています。本人もその理由がわからないまま、時間が過ぎていきます。

私たちも、こんな簡単な問題をどうしていいかわかりませんでした。命令したり、依頼したり、愚痴をこぼしたり、励ましたりしましたが、だめでした。そのほか、いろいろ工夫してみましたが、どれもだめでした。そこで、子どもと二人で一緒に祈ることにしました。すると、子どもに変化が出てきました。もちろん、神様からの直接の助けがあったと思います。それから祈っている私の姿を見て、おそらく子どもの心に、「ああ、お父さんが祈ってくれる」という思いが起こったのかもしれません。祈ることには、今までの四つと次元が違って、特別なことを起こす力があります。一生懸命祈っているうちに、子どもはだんだん速く準備ができるようになっていったのです。そしてやがて、全く問題なく行けるようになりました。これは一つの例です。

子どものしつけに祈りを入れていくには、両親が「無力な私たちを助けてください」と祈る砕かれた心をもたないとできません。それ以前に、祈る対象がなければ祈れません。その対象が神様です。祈りの育児をすることができて初めて、愛のこもった訓練、助言、忠告を与えることができるのです。

第二に、お母さん自身が平安をもっていることが大切です。いわゆる育児ノイローゼの問題をもって、私のところに来る方がいます。その方たちに共通してあるのは、思い煩いです。「この子どもはきっと、神様が守ってくださる」という確信のある人は、育児ノイローゼにはならないでしょう。「この子を育てられるだろうか。この子が、ちゃんとした子になるだろうか」という不安が母親の中に強く起こってきたときに、夜寝られない、一日中いらいらする、集中できないなどの症状が起こってきます。

母親がどういう種類の平安をもっているかが大切です。それも、聖書の中にはっきり書かれています。

「わたしはあなたがたに平安を残します。わたしの平安を与えます。わたしは、世が与えるのと同じようには与えません。あなたがたは心を騒がせてはなりません。ひるんではなりません」(ヨハネの福音書一四章二七節)。

この平安は神様の与える平安であって、この世の富、地位、財産が与える平安とは違います。もっと揺るがない、深い平安を神様は与えると約束しておられます。それがあれば、育児で壁に突き当たったとき、まず祈れます。自分を謙遜にして子どものために祈ると、それによって心が落ち着きます。

第三に、本当に子どもを愛するためには、私たちが神様から愛されていることを知る必要があります。私たちが無条件で子どもを愛せるのは、私たち自身がだれかから愛されたという過去の経験があるからです。これについては、多くの研究があります。不幸にして小さいときに両親が亡くなって施設に預けられた子どもが、戦争中、施設の人手がなくて十分な愛情を得られず、大人になって心から人を愛することが難しかったという話を聞いたことがあります。同じように、私たちも人から愛されていなければ、人を愛することがなかなか困難であることを覚えます。

聖書の中に、このことについて書かれている箇所があります。

「愛する者たち。私たちは互いに愛し合いましょう。愛は神から出ているのです。愛がある者はみな神から生まれ、神を知っています。愛のない者は神を知りません。神は愛だからです。神はそのひとり子を世に遣わし、その方によって私たちにいのちを得させてくださいました。それによって神の愛が私たちに示されたのです。私たちが神を愛したのではなく、神が私たちを愛し、私たちの罪のために、宥めのささげ物としての御子を遣わされました。ここに愛があるのです。愛する者たち。神がこれほどまでに私たちを愛してくださったのなら、私たちもまた、互いに愛し合うべきです」(ヨハネの手紙第一、四章七―一一節)。

神様の愛を本当にまだ体験していない方がいたら、ぜひ体験していただきたいと思います。その愛を体験したときに、本当の意味で愛のある育児ができます。神様から愛されているという経験をそのまま子どもに伝えるのが、一番大切な愛の育児だと思います。

いろいろな問題に突き当たったとき、クリスチャンは、自分と神との関係をあたかも親子のように考えます。祈りの時に、「天のお父様」と祈ります。子どもである私たちが聖書を読むことによって、親である神様の愛の素晴らしさがわかります。神様は決して、私たちに無理な依頼をしたり、愚痴をこぼしたりはされません。私たちを励まし、私たちのことを考えてくださる神様なのです。

## 3　親子関係の理解——父と子——

精神科の医者をしていると、たくさんのことを患者さんから教えられます。私は三人の子どもの父親ですが、子どもたちがまだ幼いときに、思春期の子どもをもつ親の悩みがどういうものか、あるいは、結婚期の子どもをもつ親や、子どもが結婚して独立してしまった親の悩みがどういうものかを、患者さんを通して教えられました。思春期の問題をある程度見通すことができ、子どもの結婚に対して親としてどのような心の準備をしなければならないかも学ぶことができました。

多くの患者さんを見ていると、確かに、親子関係のつまずきによって精神的な問題を発生する人がかなりいます。たいてい、両親のどちらかが初診の時について来ます。そしてよく、「この子は性格的に問題があります」と言います。「どういう意味ですか」と聞き返すと、「何も気にしなくていいと私が思うのに、この子にとってはとても気になるらしいのです。小さいころから神経質でした。やはりこれは性格的な問題だと思います」と話します。

「性格」ということばはよく使われます。まず、それをもう少し「正確」にしておかなければばなりません。性格の「性」は、生まれながらにしてもっている心を表しています。『格』には、規格とか規則とかというように、人間があとから作り出したもの、あとから付け加わったものという意味があります。このように性格とは、生まれながらにもっている心に、あとからいろいろなものが加わってできたものなのです。性格にはかなり、もって生まれたものが大きな位置を占めています。しかし、決してそれだけではありません。

親の立場にある者は、子どもの性格の中にもって生まれたものがあることを、しっかり見つめなければなりません。

私の三人の子どもの場合でも、そんなに違った育て方をした覚えはないのに、三人それぞれずいぶん違います。生まれた時から、よく寝る子と寝ない子がいます。便秘ぎみの子と、そうでない子がいます。ミルクをちゃんと飲む子と飲まない子、忘れ物をする子と、しない子、落ち着きのない子と、ゆったりしている子、時間の観念のしっかりしている子とルーズな子、着替えが遅い子と速い子などと、大いに違っています。しつけの結果とは違う次元で、初めからその子がもっている個性があります。神様が、一人ひとりにユニークさを与えておられるのです。そういう意味で、子どもは親の思いどおりにはならないと知ることが、良い親子関係をつくるための第一歩です。

ところが私たちは弱い者なので、このようにしてほしいと、いつも親の考えを子どもに押しつけてしまいます。親の期待と子どもの個性や能力の間に差がある場合、親の期待が大きすぎると、親が子どもの個性を圧倒してしまうことになり、親子関係にゆがみが出てしまいます。今、世の中には、「この子をなんとか私たちの手で教育をつけて、良い学校にやって」という風潮が蔓延しています。親は、子どものもって生まれた個性を発見して伸ばしていくのが役目であると認識することが大切です。

## 親子関係の原則

(1) 子どもは神様によって個性を与えられた一個の人格者であることを、親は徹底的に知ること。

子ども一人ひとりは、親にはどうにもできない個性をもっています。あるところでは、大人と同じ扱いをしなければなりません。

(2) 子どもが、与えられた者であることを知ること。

昔は「子は授かりもの」という考えがありました。ところが現在では、産児制限が発達してきて、子どもは親の意志で計画的につくるという思い上がりが出てきています。

しかし、いくら二人が協力しても、自分たちだけであのような立派なものはできません。目に見えない卵子と、もっと小さい精子が結合して、母の胎内で赤ん坊にまで成長します。これは、神様の手による大きな奇跡です。子どもが神様から授かったものならば、いわば他人のものです。私有財産ではありません。少なくとも、個性を摘み取ることだけはしてはいけません。「親はなくとも子は育つ」ということばが思い出されます。確かに、大きな問題をもった人とその親を見ると、その親には悪いけれど、この親がいなかったら、この人はもっと良かったのではないかと思える場合もあるのです。

これまで、良い親子関係をつくるための原則を少し抽象的に話しました。しかし、それが日常生活の中に具体的な形で浸透しないと意味をなしません。

## 父親の役割

私自身、三人の子どもの父親であることから、父親としての役割について、ここであらためて考えたいと思います。もちろん、今日、家庭の形態はそれぞれですから、一つの例と理解していただければと思います。

しつけでは、母が部分を、父が全体を見ると言った人がいます。その人はこう語っています。「母は、森の木を一本一本、丹念に見ることがうまい。ところが、ともすれば、全体を見ることが難しい。けれども父は、一本一本の木はあまり見ないが、森林全体を見渡すことができる。」

私は、育児を考えるときに、将棋のことを思い出します。互角の友だちとするときは、今この歩をつくべきか、つくべきでないかをよく考えます。歩をつくのは、全体からいえば、ほんの部分です。けれども、全体に非常に大きな影響を及ぼすことがあります。ですから、具体的に一つの歩をつくことが全体の局面にどう影響するかを、いつも考えておかなければなりません。

「あれをしてはいけませんよ」とか「これをしてはいけません」とかいう部分的しつけが全体にどういう影響を及ぼすのか、母親はあまり考えずにやる傾向があります。それは当然のことでもあるでしょう。次から次へと、子どもはいろいろなことをやらかしますから。先ほど我が家の例を示しましたが、子どもがお茶碗を割ったとき、母親はとっさに「ほれ、また割った。だめな子ね」と言ってしまうことがあります。そのことばがしつけ全体で考えてみたときに、子どもにどういう影響を及ぼすかなどとなかなか考えていられないでしょう。そこで父親の役目です。「だめな子」とその子どもの人格にまで触れることばを出してはいけないことを父親が母親に伝えていくことです。

叱り方にしても、母親の叱り方はピストルを打つように、続けて繰り返されることが多いように思います。父親は大砲であるべきでしょう。母親がピストルを打ち続けても、子どもが言うことを聞かないことがあります。そんなとき父親は、まとめて大きな大砲を使って、子どもに父親としての権威を示すのです。

ところが最近、母親が二人いるような家庭が増えています。父親も母親と同じようなことをしてしまいます。私にも、ときどきそういう傾向が出ます。子どもが何かしてはいけないことをしているのを見ると、つい、こまごまと注意してしまうのです。それは、母親がピストルを打たなければならないのに、それをしないので、父親である私がやむをえず口出しをしてしまう場合と、母親と一緒になってピストルを打つ場合とがあります。

父親には、二つの大切な役割があります。

(1) 母親と子どもの間に介入する

(2) 子どもの目を社会に開く

母親と子どもは、自然にぴったりとくっつく傾向があります。母親のお腹の中では、赤ちゃんは臍《へそ》の緒で母親とつながっています。出産によって母と子は分離しますが、離乳するまでは母と子は一体です。子どもが父親のもとに来るようになると、父親は初めて、育児に関して自分にも出番があることに気づきます。

ところが、仕事が忙しかったりして、子どもが小さいとき、母親に任せきりにしておくと、子どもは母親から離れなくなってしまうことがあります。そして、母子分離がうまくいかなくなることがあるのです。母子分離の失敗がまず具体的に判明するのは、幼稚園入園の時かもしれません。三十人くらいいる園児のうちで、二、三人は激しく泣く子がいます。これは母親との分離に子どもが不安をいだくためで、専門的には「分離不安」と呼ばれます。こういう場合は、母親とのくっつき方が密接になりすぎており、父親が介入していないことが多いようです。

分離不安が強すぎるために、将来、周囲と良い人間関係を結べなくなるということもあります。また、大学を卒業してから入社式に臨む際に、母親が付き添って来るのを見ることがありますが、これも、母と子がくっつきすぎている現象だと言えるでしょう。

父親がしっかりと、自分は母親と子どもの間に介入して、両者を引き離さなければならないという自覚をもつ必要があります。具体的に母と子を引き離す方法は、父親が子どもの目を社会に開くことです。父親の存在は、家庭の中だけではないのです。ところが、父親は子どもが寝てから帰って来て、朝は子どもが出かけてから会社に出て行く。日曜日は昼まで寝ていて、昼からはごろごろとテレビを観ているという生活しか子どもが見ていないとしたら、どうでしょうか。その子にとって父親とは、「一週間は顔を見せない人で、日曜日は昼間からごろごろしている人」ということにならないでしょうか。

私はアメリカ留学中に、ある小学校二年生の男の子がどうしても学校へ行かなくて、家の中に閉じこもっているという相談を受けたことがありました。話を聞いてみると、母子分離の失敗例でした。仕事熱心な父親は、経済的に十分ではなかったのに無理をして家を買いました。そのローンの返済のために残業の連続で、この一、二年は非常に苦労しました。そして、子どもとの接触がなかったのです。

そこで私は母親にごく具体的な提案をしました。「お父さんの別の面を見せることによって、きっとお子さんに変化が起こると思います。午前中だけでも、お父さんの働いている自動車工場に通って、父親の働く姿を見せてあげてください。」 男の子は学校へ行っていなかったので、そうする時間はあったのです。

そこで、男の子は毎日父親の工場へ通いました。大きな修理工場の窓から、お父さんが油だらけになって働いているのをじっと見ていました。ただそれだけでした。一か月目に母親が、近所の子どもとかなりよく遊ぶようになったと経過を報告してくれました。もうひと月、同じことをしました。すると、その子は学校へ行きだしたということです。

この間、私は、何も子どもに働きかけず、母親に家の中でこういうことをしなさいとも言いませんでした。ただ、汗と油にまみれて働いている力強い父親の姿を見せるように勧めただけです。おそらく、男の子はこのように感じたのでしょう。「ぼくは今まで、お父さんは夜は帰って来ないし、日曜日は疲れてごろごろしている人だと思っていた。頼りない、ぼくにとって何のプラスにもならない存在だと思っていた。けれど、お父さんの働く姿をずっと見ていたら、ぼくたちのために一生懸命やってくれているんだと、だんだんわかってきた。父親の強さを見た。油にまみれて働く姿を見ていたら、いつまでも家の中に閉じこもっていてはいけないとわかってきたので、友だちと遊ぶように努めた。そのうちに自然に、自分も学校へ行こうという気持ちが出てきた。」 そういうことが彼の中で起こったのでしょう。

この経験もあって、私は子どもの母親に、「一度でもいいから、お父さんの職場を見せてあげてください」と、よく言ってきました。私自身もそれを実行しました。子どもを私の働いている病院へ連れて来て、「お父さんはここで診療するんだ」と外来の診察室を見せます。患者さんの座る椅子に子どもを座らせて、「患者さんはこうして座るんだ。お父さんは、ここで患者さんの話を聴きながら、こう仕事をするんだ。途中で電話がかかってきたら、この電話を取る」と話すと、子どもは目を輝かせて聞きます。父親は、昼間いないときにこういう仕事をしていると子どもに見せることには、大きな意義があります。それがひいては、子どもが社会に目を向けることにもなります。

## 叱ることとしつけること

「父となることは難しくないが、父であることは難しい」と言われます。父親としてしなければならないのは、叱るべきときにしっかり叱って、ほめるべきときにしっかりほめることです。

誤解してはならないことですが、叱ることと怒ることとは違います。私たちは、簡単に子どもを怒ることができますが、叱ることはなかなかできません。親子関係やしつけについて、聖書はどのように語っているでしょうか。

「むちを控える者は自分の子を憎む者。
子を愛する者は努めてこれを懲らしめる。」（箴言一三章二四節）

本当に子どもを愛する親は、子どもを叱るべきだと思います。叱るとは、してはいけないことをしたときにしっかりそのことを教え、するべきことをするように子どもを導いていくことです。

怒るとは、子どもに感情をぶつけることです。何回もこれをしてはいけないと言っても、子どもは、これでもかこれでもかというほど、してはいけないことをするものです。そういうとき、親はこちらのいらだちを子どもにぶつけてしまいます。すると子どものほうは、「ああ、また怒られた」という気持ちしか起こりません。

子どもが怒り返すこともあります。大声を出すと、小学校四、五年生くらいまではそれが効きます。しかし、中学生高校生くらいになると、親が怒ることを繰り返していると、子どもが暴力を振るうようになることがあります。怒りに対しては怒りで返ってくるのです。もう一か所、聖書を見たいと思います。

「父たちよ。自分の子どもたちを怒らせてはいけません。むしろ、主の教育と訓戒によって育てなさい」(エペソ人への手紙六章四節)。

腹の虫の居所が悪くても子どもに感情をぶつけないということを、私はある年の目標に決めました。そして子どもたちの前でも、「お父さんは怒鳴らないようにする。お父さんも罪深い弱い人間だから、仕事で疲れているようなとき、また怒鳴るかもしれない。そのときはすぐ謝るつもりだ。しかし、どんどん叱っていくぞ」と話したのです。怒鳴るのは感情をぶつけることで、プラスにはなりません。しかし、叱ることはしつけです。

「主の教育と訓戒によって」ということばは大切です。聖書に、神様が私たちを教育してくださっている部分がたくさんあります。その特徴をずっと見てみると、神様は静かな愛をもってそうしておられることがわかります。それは間違いを教えるためであって、ご自分のいらだちをぶちまけることはなさいません。神様は素晴らしい親です。忍耐強く私たちの成長を待っておられます。神様と同じような心で子どもを訓戒していければ理想的です。少なくともそれを理想として、一歩でもそれに近づく努力をする必要があります。

『朝日新聞』が小学校六年生を対象に、お父さんに何を望むかの調査をしたことがあります。次のような結果が出ました。

(1) 健康であってほしい
(2) 二人きりで話をしたい
(3) 納得できる叱り方をしてほしい
(4) うんとほめられたい

特に、(2)～(4)はどの年代の子どもにも言えることではないかと思われます。

父親が、子どもと二人だけで話をすることはなかなかできません。私の家では毎日家庭礼拝をしていますが、そのときに三人の子どものうちで特定の子どもに話しかけることはよくありません。ときどき、別の部屋へ呼んで意識的に二人だけで話すことをします。そのときの対応の仕方は、他のきょうだいがいるときとずいぶん違います。(3)の納得できる叱り方をしてほしい、も大切です。(4)については男の子の場合、父親がしっかりほめてあげることによって、とても元気づけられるようです。「よーし、よくやった」という父親のことばは、子どもに特別の響きと効果をもちます。

聖書の中に、「よくやった。良い忠実なしもべだ」（マタイの福音書二五章二一節）というみことばがあります。それは子どもにとって、父親からほめられることに表れているのではないかと思います。

## 両親が模範

女の子にとって父親は将来の夫を、男の子にとって母親は将来の妻を意味します。最近の子どもは小学校四、五年生になると、「こんなお嫁さんがいい」とか、「こういう男性と結婚したい」と結婚の話をします。そんなときに、「私のお父さんのような人だったら困るわ」と言われるようでは、それこそ困ります。「ああ、結婚というのは素晴らしいな。私のお父さんとお母さんはいいな」と子どもから思ってもらえるような両親なら、基本的には親子関係はうまくいくはずです。そのために何をしたらよいのでしょうか。聖書の中から学んでみたいと思います。

## 愛せる両親

子どもの目は澄みきっていて、耳はよく物事を聴いています。両親が他の人に対してどんな気持ちをもっているか、たとえば、友だちや親戚の人について、また人の不幸をどう話しているかなどについて、子どもは親が考えている以上に敏感です。両親が他の人を愛することができるとき、子どもは親のもっている他の人への愛を感じます。両親が子どもを愛することはある意味で当然ですが、両親が他の人をも同じように愛していることを、子どもが知ることは大切です。

子どもの気持ちになって子どもに対することは、なかなか難しいことです。あるとき、私の三人の子どもがおもちゃ箱をひっくり返して遊んでいました。その中には尖った金属片が混じっていました。危ないので片づけるように注意しましたが、三人とも遊びに夢中で私の言うことを聞きません。三回ほど注意しましたが、反応がないので、私は腹が立って黙ってしまいました。そのうち、一人が金属片を踏んで、足の裏に傷を負い、痛くて泣きだしました。そのとき私は、「それ見てごらん、お父さんがさっきから注意していたのに、言うことを聞かないからだ」という反応をしてしまいました。「しまった」と思ったけれど、あとの祭りでした。愛の気持ちから、「ああ、痛かったろう。かわいそうに」ということばが出ずに、まず非難のことばが出たのです。このようなことが、ありとあらゆるところで起こっています。

人を愛するのは、だれかに愛されていないとできません。愛に富んだ人がいます。その人はだれかにしっかり愛された経験をもっています。それは、親かきょうだいかであるかもしれません。また、友人であるかもしれません。もし神様が私を愛してくださっているとわかれば、愛されている私はより良い育児ができるでしょう。

ヨハネの福音書三章一六節は、小さなバイブルと呼ばれているところです。

「神は、実に、そのひとり子をお与えになったほどに世を愛された。それは御子を信じる者が、一人として滅びることなく、永遠のいのちを持つためである。」

ここには、神様が私たちを本当に愛してくださっていることが書かれています。私には、この愛がなかなかわかりませんでした。けれども、聖書を読んでいるうちに、この世に神様がおられ、私を愛してくださっていることが、やっとわかりました。そして、世の中に対する目がずいぶん変わったのです。

## 赦せる両親

子どもを赦すことが、良い親子関係のうえで大切なことです。私たち親は、自分のことはすぐ赦してしまいます。でも子どもには、「こんなに一生懸命考えているのに、なぜこの子は……」と思ってしまって、子どもを赦したり子どもの成長を待ったりすることができません。「神様が守ってくださる。今少し私たちがこの子を赦してさえいれば、きっとうまくいく」という信仰が、なかなかもてないのです。人を赦すのは、本当に難しいことです。それに対して、エペソ人への手紙四章三一―三二節にこう書かれています。

「無慈悲、憤り、怒り、怒号、ののしりなどを、一切の悪意とともに、すべて捨て去りなさい。互いに親切にし、優しい心で赦し合いなさい。神も、キリストにおいてあなたがたを赦してくださったのです。」

ここには、神様の赦しが書かれています。聖書の教えによると、神様のひとり子イエス・キリストがこの世に来て、私たちの罪やいたらなさをいっさい背負い、十字架にかかってくださいました。それゆえに、私たちは神様から赦しをいただいて罪から解放されるのです。赦されているという気持ちが本当にあれば、私たちも子どもたちを赦していけるのではないでしょうか。

三人の子どもを育ててきたこれまでの経験を振り返ってみるときに、私は弱い人間ですから、聖書でしてはいけないと言われていることを、多くしてきたと思います。無慈悲になったり、愛のことばをかけるべきときに批判をしたり、虫の居所が悪くて変な爆弾を落としたりもしました。子どもたちのことを真剣に考えて、一生懸命にやっていけるエネルギーのもとは、私が神様によって生かされていると感じるところから来ます。

私がクリスチャンになったのは、大学生の時です。それまでは、自分の力で生きていると思っていました。自分の努力、才能で、自分の頑張りで、この世を生きてきたと思っていました。しかし聖書に接するようになり、教会に通うようになって、神様の恵みが私を生かしてきたのだとわかりました。それまでの自分が、自己中心的で愛のない人間であったということを、嫌というほど知りました。

子どもたちも、私たちと同じように生かされています。そのようにわかると、ある意味で安心できます。根本的に大切なことは、「神様がこの子をこの世に送り、この子なりの個性をこれまで守ってくださったので、自分が神様に信頼していけば、この子はきっと生かされていく」という信仰を、両親がもつことです。そうすれば平安が来ます。

その平安を今もっているのかと言われると、私の心は事実、そのときどきで揺れ動いています。しかし私がもし信仰をもっていなかったら、私の子どもたちに対する態度はもっと違ったものになるでしょう。子どもたちのいたずら、けんか、きょうだいの問題等々を、自分たち親の力でなんとかしようと考えているときは、なかなかうまくいきません。これからも、父親として悩みが出てくるでしょう。そのときは、「神様、あなたがこの子を授けてくださったのですから、どうぞあなたが生かし続けてくださいますように」という祈りをもって、育児にあたりたいと思います。

## 4 人間関係の理解

私が医者として、日常の患者さんとの場面を通じて考えていることや感じていることをお話しして、皆さんの参考にしていただきたいと思います。

「人間関係」とは、曖昧なことばです。人間関係の歪みが原因で精神的に疲れ、精神科の外来を訪れる人が増えています。世の中に人間関係に悩んでいる人がなんと多いことかと、日ごろ感じています。おそらく皆さんの中にも、友だちとの間や両親との間がうまくいかないとか、親戚のあの人が気にくわないとかの人間関係の悩みの中で生きている人がおられることでしょう。そのことが原因でノイローゼになる人もいます。

ノイローゼの人を治療していると、人間関係に二つの側面があることがわかります。第一は、人間関係が問題で心に悩みをもち、そのためにノイローゼぎみになる場合です。第二は、何か危機状況に陥ったが、それを支えてくれる人間関係がないためにノイローゼになる場合です。

危機状況とは何かといえば、たとえば失恋があります。失恋の後、だれでも悩み苦しみますが、そのことを打ち明ける友だちもなく、両親にも相談できないような場合、悩み抜いてノイローゼになる人がいます。また、受験の失敗、自分の伴侶との死別、肉親の死、就職の失敗、結婚生活がうまくいかなくて離婚の破目になってしまうこと、子どもの大病など、人生には多くの危機状況があります。どんなに心の豊かな恵まれた生活をしている人にも、いつ、そのような危機状況が訪れないとも限りません。

ただ、患者さんを通じて感じることは、どんな危機状況に陥っても、その危機状況を共に分かち合うことのできる人間関係をもっていれば、人間はそう簡単には崩れないということです。ちょっとした危機状況であっても、それを分かち合うことのできない人は、なぜこんなに悩むのかと思うほど苦しみます。

危機状況そのものが危機ではなく、危機状況に陥ったときに、それを分かち合うことができないところに、危機があるのではないかと思います。人が、家族、学校、職場などにおいて信頼できる人間関係をもっていることが、その人の精神衛生の上でとても大切です。

たとえば、教育の場でも、同僚との人間関係、教える子どもとの人間関係、子どもの親との人間関係があります。ある小学校の先生は、「私は子どもとも同僚ともうまくやっていけるのですが、子どもの母親とどうしてもうまくやっていけません」と私に話しました。学生時代には、交わる人たちの世代が同じですから、人間関係がうまくいくのですが、卒業して職場で働き始めると、世代の異なる人たちがいます。学校の先生であれば、教える子どもとは世代のずれがあります。子どもの親は自分の先輩になります。そういう意味での人間関係の広がりの中に苦労があります。

人間関係の広がりの中で、いったいどういう人間関係をもっていれば、心に平安をもって日々の生活を過ごせるのでしょうか。あの人とはうまくやっていけるという人が、だれでも一人や二人はいると思います。おそらくその人も、あなたに対して好感をもっているでしょう。「魚心あれば水心あり」と昔から言われます。反対に、どうもあの人とはうまくやっていけない、虫が好かない、いつも衝突してしまう、そんな感じの人がいると思います。すると向こうも、全く同じ感じをもっているのです。

私たちの心は、どんな人ともうまくやっていけるほど大きくはありません。しかし、より良い人間関係を結ぶためには、まず一人ひとりが魅力ある人間になる努力をしなければなりません。他人の欠点はよくわかっても、自分のことはなかなか見えないことがあります。うまくやっていける人のことを思い浮かべてください。その人の人となりは、一言でいえばどうでしょうか。やはり、人間として魅力のある人だと思います。そこで、魅力ある人間像とは何かを、少し専門的にまとめていくことにします。

心に悩みをもつ人たちと接していると、よくこんなことを言われます。「先生、世の中に私の気持ちをわかってくれる人なんて本当にいないんですよ。」これほど、人間として寂しい思いはありません。この人たちが必要としている人とはどういう人だろうかと考えさせられます。

良い人間関係をつくるために、私たちがどうしても身につけなければならない目指すべき人間像について述べてみたいと思います。

## 人の話を聴く

これは、いろいろなところで基本になる大切なことです。

私がまだ精神科の医者になりたてのころ、仲の良い友だちで、やはり精神科の医者がいました。彼は、「患者さんの話はそんなに聴く必要はない。こちらから指示することが患者さんにとって一番大切なのだ」という理論と、強い考えをもっていました。もちろん、全く話を聞かないで治療することはできません。患者さんの話を大まかに把握したあと、自分自身の考えを一生懸命言うタイプの医者でした。彼の患者さんで、どんどん良くなる患者さんもいますが、なかなか良くならない患者さんもいました。

ところがあるとき、興味深いことが起こりました。彼の子どもが熱を出して、それが三日も四日も引きません。彼は子煩悩でしたが、病院を休むわけにはいきません。その朝も、高熱の子どものことが気になりながら治療を始めました。

ある中年の主婦がその日も来て、自分のことを訴え始めました。ところが彼は、子どものことが気になって患者さんの話に集中できません。目を合わせて、「なるほど、それから」と聞いていますが、考えていることは家で寝ている子どものことです。聞いていることが、右の耳から左の耳に抜けるような感じでした。しかし、三十分間、自分は何も言わずに形のうえでは患者さんの話を聞いたのです。その患者さんは最後に、「先生、きょうは本当にありがとうございました。先生にじっくりと話を聴いていただいて、胸がスカーッとした思いがします。これで良くなっていくような気がします」ということばを残して診察室を出て行きました。次の時から患者さんの表情がだんだん明るくなり、変わっていったそうです。

彼はこの経験を私に話してくれて、こう言いました。「柏木君、やはり人の話を聴くことは大切だな。今まで一生懸命、人に指示をしていたけれども、聞いたことによって、あの人は何もしないのに変わっていった。」

何も言わずに三十分間人の話を聴くことは、とても難しいことです。とかく、相手が話し終えないのに自分の意見を述べたりしがちです。しかし、良い人間関係をつくりあげていくには、徹底的に人の話を聴くことが大切です。

## 感情を汲み取る

私たちが日ごろ交わしている会話の中には、必ず二つの要素があります。一つは会話の内容そのものであり、一つは内容の裏に隠れている感情です。

私の病院で実際に起こったエピソードを二つお話ししましょう。

長く入院している患者さんの足が弱らないように、看護師さんがある患者さんと一緒に散歩をしていたとき、患者さんから「今、何時ですか」と聞かれました。看護師さんは時計を見て答えました。「今、二時半ですよ。」「あ、そうですか。」会話はこれだけでした。しかし、その看護師さんは、あとで私のところへ来て、こう話しました。「どうも気になるのです。確かに時間のことを聞かれて、二時半だと答えました。しかし、患者さんがどういう気持ちで、どういう感情で時刻を聞かれたかについて、いまだにわからないのです。」

「今、何時ですか」と聞いたそのときの状況、その人の顔つき、ことばつきなどを全部統合しないとわかりませんが、おそらく次のような可能性があるでしょう。

看護師さんが忙しいのを知っていますから、患者さんには散歩をさせてもらっているという遠慮があったかもしれません。「看護師さん、さっきからだいぶ長い間、散歩をしてくださっていますけれど、私に遠慮の気持ちがあるんです。私は嬉しいけれど、もうぼつぼつやめていただかないと、あなたの仕事に差し支えるのではないでしょうか。」時間を尋ねるという裏に、そんな気持ちが隠されていたかもしれません。

また逆に、「看護師さん、もうやめたいのです。私はもう疲れました」という気持ちがあったかもしれません。「なんとか早くやめてほしいけれど、一生懸命付き合ってくださっていて、私からやめてほしいとは言いにくいので、今時間を聞くのです。だから、私が大変なのを汲み取ってください」と、そういう気持ちが秘められていたのかもしれません。もし疲れているのだとわかれば、「今、何時ですか」と聞かれたときに、「二時半です。少しお疲れになりましたか」ということばがピッタリしたと思います。

実は、あとでわかったことですが、この患者さんの場合は疲れがあったのです。その前日に睡眠不足だったので、散歩の途中でつらくなって、「看護師さん、私はきょうは疲れています。先ほどからもうだいぶ時間が経っていますね。いったい今、何時ですか」と聞いたのです。忙しい中を散歩に連れ出してくれた看護師さんに、疲れているからきょうはやめたいと直接言えませんでした。時間を尋ねることによって、疲れている気持ちをわかってもらいたかったのです。

私たちは会話を交わしているときに、必ず内容と感情があることを知る必要があります。日ごろの話し合いの中で人間が本当に求めているのは、内容に対する応答ではなくて、感情に対する応答であることをもっと認識しなくてはなりません。

もう一つの例として、長い間うつ病で治療をしていた患者さんのことがあります。この患者さんの息子さんが大学に入学しました。経済的に裕福でなかったので、あちこちの奨学金に応募してみました。けれども、みなうまくいきませんでした。少ししょげ返っていたときに友だちが来たので、その話をしました。すると、友だちはこう言いました。「そことそこがだめだったら、まだこういう奨学金があることを知っているよ。」「そういう奨学金もあったのか。じゃあ、試してみようか。」その会話は終わりました。あとでその患者さんは、「そのとき少し腹が立ったのです」と話しました。そこで私が「どうして腹が立ったのですか」と聞くと、「どうも彼はぼくの本当の気持ちをわかってくれなかった気がする」とのことでした。

全くそのとおりです。おそらく、この患者さんが「私の息子は、これとこの奨学金がだめだったのだ」と言ったときに本当に期待した答えは、「ああ、それは残念だったね」ということだったのでしょう。ところがこの友だちは、他の奨学金のことを話すことによって会話の内容には応じましたが、その裏に隠れた残念だという気持ちには応じなかったのです。

ですから、私たちは、人のことばの裏にはどういう感情があるのだろうかと、いつも注意する訓練が必要です。その感情に対する応答によって、良い人間関係をつくれるようになると思います。

## 会話を持続させる

皆さんもおそらく、こんな経験があると思います。こちらが言いたいことを全部言い終わっていないのに、会話をうまく遮断する人に出会うという経験です。「ああ、そんなことわかってる」とか、「そんなこと言ったらだめよ。もっとがんばらないと」とかいうことばが使われます。

病院で癌の末期などの患者さんがよく医者に、「私、もうだめなのではないでしょうか」ということばを言います。そうしたとき、たいていの医者は、「〇〇さん、そんな弱気を出したらだめですよ、もっと頑張らないと」と答えるのです。表面的に見ると、患者さんが弱気になっているのを励ましているので、良い答えのようです。ところが患者さんは、励まされてしまうと、それ以上自分の弱音を吐けなくなってしまいます。これでは会話が続いていきません。

私はいつもそういう場合、一般のお医者さんに、患者さんのことばをそのまま返してあげることを勧めています。すると、会話は続いていきます。患者さんに限らず、普通の人と人との会話でも、その人の言ったことばを、本当にその人の言いたいことがわかるまで、できるだけ忠実に、しかもこちら側のことばにして返してあげることです。

たとえば、こうなります。「私、もうだめなんじゃないでしょうか。」「もうだめだ……そんな気がするのですね。」「そうなんですよ。もう入院してから半年になるでしょう。」「そうですね。もう六か月になりますね。」（しばらく待っていると、必ず次のことばが来ます。）「長くなっているし、何かからだがだんだん弱る気がして。」「ああ、そうですか。からだが次第に衰弱していくような気がするのですね。」「そうなんですよ。このままだと私、もうすぐ死ぬのではないかと、私はそのことが不安で不安でたまらないんです。」

本当はこの人は、死ぬことが怖くて不安だということを医者に言いたかったのです。そこまで付き合ってあげれば、患者さんは不安な気持ちを出すことができて、それを医者が受け取ってくれたことがはっきりわかります。それが言いたくて、「先生、もうだめなのではないでしょうか」ということばをせっかく出したときに、「○○さん、そんな弱気を出してはだめですよ。頑張らないと」と言うなら、完全にコミュニケーションはストップしてしまいます。私は、これを「安易な励まし」と言っています。

私たち一人ひとりの人間関係を見ても、この安易な励ましが会話をかなり遮断しています。よく考えてみると、もっと言いたいのに、励まされてしまうことがあります。「あなた、そんなこと言わないで、頑張りなさいよ」などと。すると、二の句が継げなくなるのです。もう少し言いたいのに、相手に励まされてしまって、どうしようもなくなります。

皆さんも、この安易な励ましを無意識のうちにしていることがあると思います。なぜそういうことが行われるのでしょうか。それは、この人の問題をずっと聴いていって、この人の不安がどんどん出てくると、付き合いきれないのではないかという感じをもつからです。良い人間関係をつくっていくためには、その人の不安と付き合っていく覚悟が要ります。付き合いたくないために私たちは安易な励ましをして、会話を遮断するようなことをしがちですが、これは努めて避けなければならないことです。

## 判断を押しつけない

同世代の場合でも、それぞれ異なった考えをもった親に育てられたわけですから、人によって考えが異なるのは当然です。まして世代が違う場合には、育った社会背景そのものも違うのです。ところが人間は、本来自己中心的な考え方をするものです。そこで、自分がこのように感じていたら、相手もそのように感じるべきだという間違った考えをもちやすいのです。

ピリピ人への手紙二章三―四節に、このことについて書かれています。

「何事も利己的な思いや虚栄からするのではなく、へりくだって、互いに人を自分よりすぐれた者と思いなさい。それぞれ、自分のことだけでなく、ほかの人のことも顧みなさい。」

自分の判断基準を押しつけるなら、必ず軋轢《あつれき》が生じます。相手の考えに同調しなさいという意味ではありません。ときには、自分の考えを押し通さなければならないでしょう。それは、知恵をもって判断しなければなりません。けれども私たちは、人はそれぞれの育ち方が違うから、同じ考え方をもたないのが当たり前であるという大前提を身につける必要があるのです。

## 謝れる人になる

私たちには弱さがありますから、不用意に相手を傷つけることがあります。ときには、全く気づかないで傷つけることもあります。

あるとき、私と妻とのコミュニケーションがうまくいかなくて、妻が不服そうな顔をしたことがありました。私には、なぜだかわかりませんでした。私の言ったことが妻の気に障ったのに違いありません。私のほうから話しかければいいのですが、相手が口を開けばいいと思って、黙っていると、気まずい雰囲気が続きます。夫婦が黙ったままで同じ空間を占めているのは、なんとも嫌なものです。

そこで私はいたたまれなくなって、「何か悪いこと言ったか」と口を開きます。すると、「さっき、こんな言い方をしたでしょう。あれがカチンと来ているのよ」と妻が言います。私にはそのことが、ふくれるほどのこととは思えないのに、妻は妻なりの傷つき方をします。それをそうするなと言っても無理です。そこで私のする作業は、私がどう言ったかにかかわらず、妻はそれによって傷ついたことをまず認めることです。「ああ、気がつかなかった。そんなことで傷ついていたのか。ごめん、ごめん」と謝ることです。

なんとなく二人の間でムードが悪くなっているときに、まず口をきくのがこのごろは五分五分になってきています。一方ばかりから和解を求めるのはうまくありません。五分五分なら、その夫婦関係はうまくいっていると言えるのではないでしょうか。

「もし私たちが自分の罪を告白するなら、神は真実で正しい方ですから、その罪を赦し、私たちをすべての不義からきよめてくださいます」（ヨハネの手紙第一、一章九節）。

人間というのは、謝るのが全く下手な動物だと思います。自分が悪かった、赦してほしいと言ったときのあのすがすがしさを忘れないようにしたいものです。先に謝ったほうに平安が来ます。

## 変わろうと努力する

ときどき、結婚生活がうまくいかなくて夫婦で診察を受けに来る方がいます。そんなときにはまず別々に話をうかがいます。すると、必ず相手の非難が出てきます。「夫がもう少し変わってくれたら、私たちはきっとうまくいくと思います」と話します。夫の話を聞くと、「二人がうまくいかないのは、妻に原因があるのです」と言います。お互いに相手の変化を求めています。これではうまくいくはずがありません。カウンセリングを続けて、「先生、わかりました。私がこのように変わればいいのですね」ということばが出るようになれば、治療が軌道にのったと言えます。

相手に変わってほしいと思っている間は、二人は決してうまくいきません。自分が変わることによってのみ、相手は変わります。

私は結婚生活の中で、これを本当に体験することができました。相手が自分に、どう変わってほしいと期待しているかはわかります。それに対して私が少しでも変わろうと努力していれば、妻はそれでよいのです。不思議なことに、人は、変わらなくても変わろうと努力していれば、それを相手が認めてくれるのです。友だちでも親しい人との間でもうまくやっていけないとき、何か自分の変わらなければならない部分に気づき、自分が変わろうと努力していくなら、相手もその努力を認め、相手も変わっていきます。

## 距離を保つ

精神的に不安定な人は、家族や友人の一挙一動に心を動かされやすい人です。親友同士で、一人がダウンすると、もう一人もダウンし、一人の調子が上がると、もう一人の調子も上がるという友だち関係は危険です。私たち一人ひとりは独立していますから、私は私、あの人はあの人という自律性をもつ必要があります。しかしそれがあまり離れすぎると、二人の間は冷たくなります。適当な距離を保つのは、とても難しいことです。

冬の寒い夜、二匹のヤマアラシが野原で会いました。風がピューピュー吹いて、寒くて仕方がありません。そこで、互いの体温で温め合おうと二匹が近寄ったところ、近寄りすぎて自分たちのもっている針で傷つけ合い、とても痛い思いをしました。これではいけないと離れると、二匹の間を風が通り抜けていきました。そこで二匹は少しずつ近づいて、互いの針で互いが傷つかない程度で、しかも体温を感じられる距離を保って、夜の明けるのを待ったということです。

これが理想的な人と人との距離であると言った人がいます。これは参考になる話です。夫婦であっても、独立した人間です。親友や親子であっても、やはりあまり距離が近すぎると、傷つける場合があります。「お父さんはあのように言っているけれど、自分は自分なのだから」という気持ちは大切です。ただし、親は親、子は子という気持ちが強くなりすぎて、親と子の間が離れすぎてしまってもいけません。いつも、ちょうど良い距離を考えなければなりません。

## 理解的態度を取る

私たち一人ひとりが自分と関わりのある人に取る態度は五つくらいに分類されます。これはあらゆる人間関係について言えます。第一部の3章でも述べたことですが、仮に、教師と子どもの間を考えてみましょう。

### (一) 評価的態度

子どもが何か言った場合、それが良いか悪いか、間違っているか正しいか、適当であるか不適当であるか、有効か無効かなどの評価をこちらがするような態度です。この態度は、なんらかの形で子どものなすべきことを暗示します。具体的なことばで言えば、「そんなことをしてはだめ」とか、「もっと真面目にやらないとだめだね」とか表現されます。

これは、外から子どもを動かそうとする態度です。

㈡ **解釈的態度**

相手のことばに対してその意味を教えたり、因果関係を示したり、とにかくこちら側が解釈をして、その解釈を相手に伝えるような態度です。たとえば、「君がこういうふうになるのは、こんなところに原因があるのではないかなあ」というような表現です。やはり、子どもを外から見て、外から動かそうとする態度です。

㈢ **調査的態度**

もっと情報を求めて原因を探求する態度です。

何か子どもが問題をもって相談に来たときに、「そのことについて、お母さんはどう思っているの？」とか、「なぜそうなると思うの？」のように、もっと調査をしていこうとする態度です。これは、今までの二つの態度と同じく客観的な構えに立って、外部から子どもに働きかけていく態度です。

㈣ **支持的態度**

これはだいぶ良くなります。「大丈夫だよ」とか、「そのような悩みは、君だけのものじゃないよ」と言って、その人の心を支えるような態度です。しかし、同情的で温情主義的であっても、やはり教師の主観が心の動きの基本になっている点では、㈠～㈢と同じアプローチの上に立っています。

### ㈤ 理解的態度

これは、教師として一番取らなければならない態度です。子どもが感じていることをありのままに受け取って、それをこちら側が正しく理解しているかどうかを確かめていきます。教師が自分の枠組みで子どもを理解するのではなく、このように子ども自身の枠組みで子どもを理解することを「共感的理解」と言います。子どもを同じ土俵にいる共なる人間として理解しないかぎり、なかなか子どもは教師について来ません。これは、親子の関係でも、その他の人間関係においても言えます。

具体的な一例を話しましょう。最近、不登校児童・生徒が増えています。

ある先生が、学校へ来ない子どもの家庭訪問に行きました。するとその子は、「先生、ぼくもうなんだか学校に行きたくない」と言ったとします。これに対して、いろいろな対応の仕方があります。評価的な態度を取る先生であれば、「○○君、そんなこと言ったらだめじゃないか」と言うかもしれません。解釈的態度をとる先生は、「ははーん、この前、先生がひどく怒ったからだな」と言うでしょう。調査的態度では、「なぜそんな気持ちになるの？」と問いかけるかもしれません。支持的態度では、「まあ、だれでも一度や二度はそういう気持ちになるものだよ」となるかもしれません。

ここで一番良い対応の仕方はやはり、その子どもの「もう学校へ行きたくない」という気持ちに対して理解を示してあげることです。具体的には、その人のことばを不自然にならない程度に、そのまま返すことです。「なるほど、もう学校へ来たくないという気持ちなんだね。」しばらく待っていると、子どもはおそらく何かを言いだします。（もし何も返事がなければ、「それで？」とつなぐことばを入れればよいでしょう。）子どもの返事に対して、「先生は君の言っていることをこういうふうに理解しているけれど、先生の理解でいいのかな？」と返してあげます。子どもはやはり自分の気持ちを本当にわかってくれたというところまで、付き合ってくれる先生を求めています。

今までお話ししてきた基準を完全に満たす人は、おそらくいないでしょう。しかし、これらに近い態度を取れる人が確かに世の中には存在します。私が今まで接してきた多くの素晴らしい人には、共通点があります。それをことばで表現しようと努力してきましたが、やっとこのごろそれを言語化できるようになりました。

それは一言でいえば、自分が生かされていることを深く知っている人であるような気がします。私たちのうちで、自分の意志でこの世に生まれてきた人はだれもいません。皆、他者の意志によって生かされ、存在させられているのです。その他者が何者であり、何のために生かされているのかを知ることが、人生の目標であるように思われます。私が魅力を感じる人々は、自分が生かされているように、他の人も生かされていることを信じているのです。「自分が一人の人間として生かされているように、あなたも一人の人間として生かされています。だから、共に生かされようではありませんか」という気持ちのもち方から、その人に人間的な魅力が生まれてくるのではないでしょうか。それに、生かされていることを知っている人は、これまでに述べてきた八つのことを身につけている人です。

私は医者になる少し前に、自分が生かされていることを知りました。それまでは、自分の力で生きているのだと強く感じていました。自分の努力で自分の道は開発すべきであり、一生懸命努力さえしていれば世の中はうまくいくと信じてきたのです。そこで、肩を張って頑張ってきました。そこでわかったのは、先ほどの八つの理想像とは自分が程遠い人間であることだったのです。学生時代から医者になる直前まで、私は「話す人」でした。自分の主張や考えは、はっきり他人に伝えることができました。けれども、ゆっくり人の話を聴くことも、感情を汲み取ることもできなかったのです。途中で会話を放り出すこともよくしました。

以前には、人からきっと嫌なやつだなと思われていたことでしょう。また、謝ることがとても苦手でした。人との間に距離を置くことができないので、ちょっと言われたことが気になって、夜も寝られないことがありました。人に対して理解的な態度が取れずに、評価したり解釈したりする人間でした。

しかし、私自身が生きているのではなく、他者の意志によって生かされていることがわかりました。この他者とは、私が個人的に信じている神様です。このことがわかったときに、以前にはできなかった様々なことができるようになってきました。人間関係において自由になりました。そして曲がりなりにも、人の話を聴くのが一番大切な、精神科の医者になることができました。

人の感情を汲み取ること、会話を続けようとする努力、人に謝ること、自分の判断を押しつけないで相手の判断基準を尊重することも、少しはできるようになりました。人との間に、ある程度の距離を置けるようになったし、共に生かされている者として、他の人に理解的な態度を少しは示せるようになりました。

まだまだ不完全な人間です。しかし、神様によって生かされているとわかってから、こんなに人間関係の中に大きな変化が起こってきたのです。もう肩を張って生きているのではありません。妻に、「あなたはクリスチャンになる前は、声を立てて笑うことがなかった」とよく言われます。でも、今は心から笑えます。クリスチャンになってから、人前で話しても、あまりどきどきせずに、大きい声が出せるようになりました。

私たちが一人ひとり生かされていることは、間違いのない事実です。

聖書の中に、良い人間関係を保つうえで基本にすべき、素晴らしいみことばがあります。今までの話のまとめとして、それを読むことにしましょう。

「ですから、あなたがたは神に選ばれた者、聖なる者、愛されている者として、深い慈愛の心、親切、謙遜、柔和、寛容を着なさい。互いに忍耐し合い、だれかがほかの人に不満を抱いたとしても、互いに赦し合いなさい。主があなたがたを赦してくださったように、あなたがたもそうしなさい」（コロサイ人への手紙三章一二―一三節）。

# Ⅲ　出会いの恵み

## ハリー・フリーゼン先生ご夫妻——私の信仰の導き手——

私の人生に福音の光を届けてくださったのは、米国からの宣教師ハリー・フリーゼンご夫妻でした。先生ご夫妻は一九五一年に来日し、日本メノナイト・ブレザレン（ＭＢ）教団に四十年間献身し、ＭＢ石橋キリスト教会、神学校、ＨＩＳ（Home for Ishibashi Student）等を通して、たましいの救いのために生涯、労されました。私が初めて教会へ行ったのは大学二年生の時でした。クリスチャンの友人が教会へ行くことを熱心に勧めてくれた結果でした。フリーゼン先生が、当時はまだ流暢とは言えない日本語で熱心に人間の罪について話しておられました。礼拝が終わったとき、五十代くらいと思われる女性が近づいて来て、「ようこそいらっしゃいました。続けておいでくださいね」と、満面に笑みをたたえて言われました。素晴らしい笑顔でした。私の教会出席が始まりました。

先生ご夫妻は一九七二年に、ＨＩＳという大学生のための特別のプログラムを始められました。コーヒーとケーキ（奥様のお手製）を囲んで、準備されたトピックについて話し合い、フリーゼン先生が聖書をもとにまとめるというプログラムでした。この会は週に一度開かれ、毎回七〜八人の参加がありました。

特に印象に残っているのは、ローマ人への手紙三章二三節、「すべての人は罪を犯して、神の栄光を受けることができず、……」から、先生は「人間は罪人です。人間の多くの罪の中で代表的な罪は〝自己中心性〟です。罪は英語でＳＩＮと言います。私（Ｉ）が中心にあるのがＳＩＮ（罪）なのです」と言われました。私自身はひとりっ子であったこともあり、自分が自己中心的であることは自覚していました。

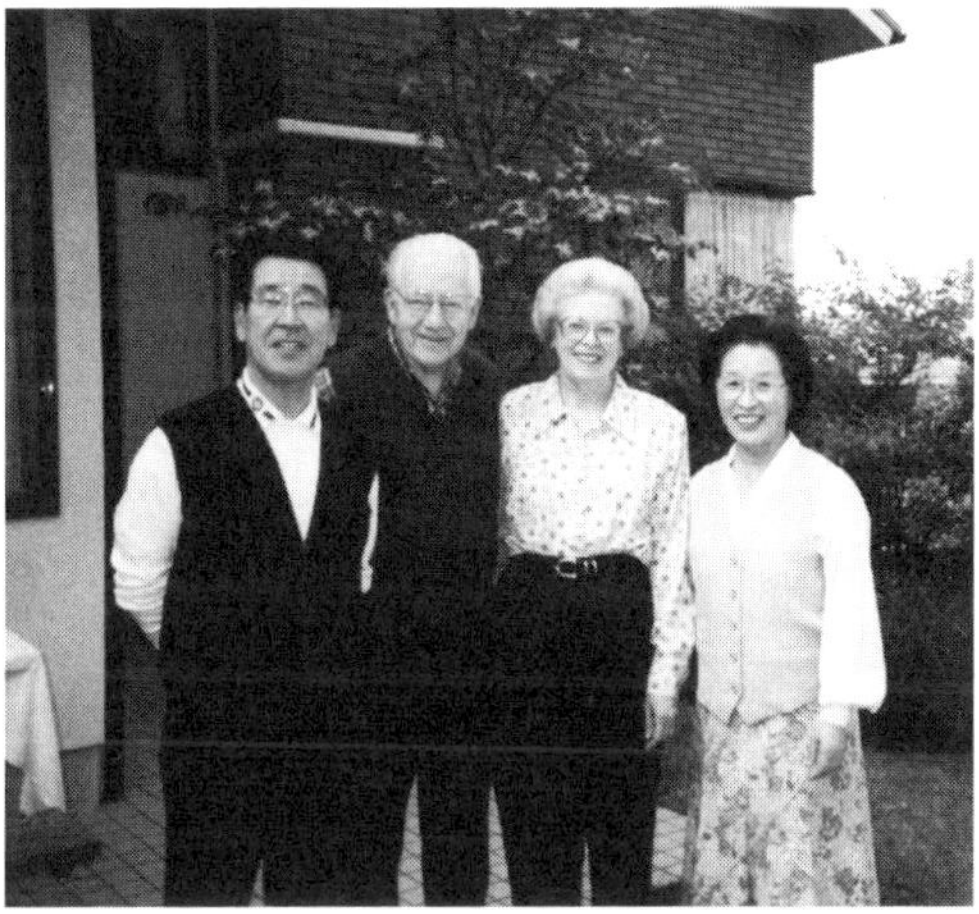

人間が限りなく自己中心的であることを示す体験を書きたいと思います。淀川キリスト教病院に勤めていたころ、雨の日、車での通勤で病院近くの細い道に入ってすぐに、大きな傘をさして道の真ん中を歩いている若者が目に入りました。小さな音でクラクションを鳴らしましたが、変化はありません。私はイライラし、大きく三回鳴らしました。若者は振り向き、私をにらみつけ、幸い、道は開けてくれました。それから二週間後、立場が逆転します。雨の日、その細い道を傘をさして歩いていました。小さなクラクションが聞こえます。私は少し左に寄りました。大きなクラクション

が鳴りました。私は十分に道を開け、運転手をにらみつけました。自分の自己中心性を示された出来事でした。

フリーゼン先生のメッセージはとてもわかりやすく、要点をついたものでした。

私の信仰生活を振り返ってみると、フリーゼン先生ご夫妻に信仰の原点を教えられ、導かれ、迷っているときに励ましていただいたことを思い出します。教会で礼拝メッセージを聴き、聖書をしっかりと読むことの大切さを教えられました。

聖書をじっくりと読みだしてから、洗礼を受けることを考え始めました。しかし、洗礼という人生の方向を決める大きな決断はそう簡単にできるものではありません。洗礼について、何となく不安や戸惑いがあることを牧師夫人に正直に伝えると、夫人は洗礼についての考えを述べてくださいました。

「小川のこちら岸から向こう岸へ飛び渡ろうとするとき、かなり距離があるように見え、うまく飛び渡れるかと不安になります。しかし、思いきって飛び越えて、小川の向こう岸に渡って振り返ると、それほどの幅ではないことがわかります。洗礼も神様のお助けによって、小川を飛び越えるのに似ています。」

夫人のお言葉には説得力がありました。私は洗礼を受ける決断をしました。二十五歳の時です。八十五歳の現在、主に導かれて、老いの日々を歩める幸いを心から感謝しています。

## フランク・A・ブラウン先生——淀川キリスト教病院初代院長——

ブラウン先生は淀川キリスト教病院（大阪市東淀川区）の初代院長。医療宣教師として一九五六年に来日されました。そして、日本で初めて「全人医療」（Whole Person Care）を始められました。「からだとこころとたましいが一体である人間（全人）にキリストの愛をもって仕える医療」という意味です。病院に来る患者さんやそのご家族は、身体の問題だけでなく、精神的な問題、社会的な問題、そして霊的な問題ももっていることを知っておくことが大切であると主張しておられました。私はこの理念に感動し、私の医療の中心に置こうと思いました。

私が初めてブラウン先生とお会いしたのは、大学病院で精神科医として働いていた一九六八年です。できれば留学してアメリカ精神医学の臨床を学びたいとの希望を先生にお伝えしたところ、先生は親切にアメリカ精神医学の現状を教えてくださり、具体的に三か所ほど、留学先として推薦してくださいました。アメリカに臨床医として行くためには「留学試験」を受ける必要がありますが、その要領についてもご教示くださいました。先生のご助言のおかげで、留学試験にも合格し、私はセントルイスの「ワシントン大学精神科」で三年間の専門医としての研修を受けることができました。

ブラウン先生は真面目で寛大で、笑顔を絶やさない人でした。私の経験では、固さと優しさの両方をもっている宣教師が多いように感じますが、先生は優しさが際立った人であり、しかもユーモアのセンスがありました。多くの思い出の中で、非常に感動したエピソードを紹介したいと思います。

先生は病院近くの宣教師館に奥様と住んでおられました。クリスマスに新任の若い医師たちを自宅に招き、食事を共にすることを年中行事にしておられました。その食事会で私は忘れがたい体験をしました。奥様の美味しい手料理をいただいた後、雑談の時間になりました。そのとき私は、「先生、このテーブル、椅子、それにあの机、素晴らしいですね」と言いました。部屋に入ったときにもった印象を正直に伝えたのです。それに対する先生の言葉は衝撃的でした。「みんな粗大ゴミの置き場から拾って来たものです。私、大工仕事とペンキ塗り、ニス塗りが大好きなので、大喜びでテーブル、椅子、机を再生させました。日本人は使える物をゴミとして捨てますね。もったいないと思います」と言われたのです。捨てられた粗大

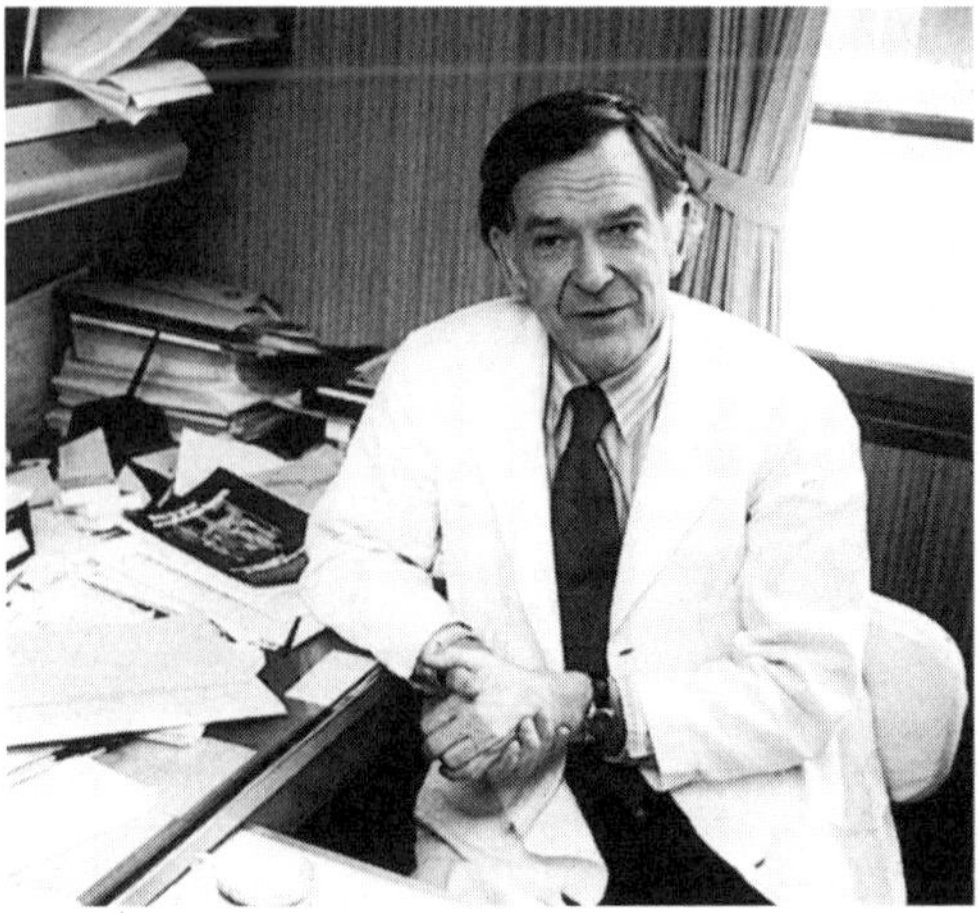

ゴミを再生させる先生のユニークな発想と実行力に感動しました。

私の人生をある意味で決定づけたブラウン先生との関わりについて記します。

私は一九七二年、三年間の研修を終わって、どのような形で帰国するのがよいか考え始めました。どこかの病院の精神科の医師として働きたいとは思っていましたが、出国時には何も決めていませんでした。そんななか、淀川キリスト教病院と出身大学から帰国後の就職についての要請がありました。ありがたいことでした。しかし、どちらにするかはかなり難しい判断でした。迷っていたとき、ブラウン先生にとにかく相談してみようと思いました。先生はそのころアメリカのアトランタ（ジョージア州）に一時帰国しておられ、セントルイスからは車で数時間かかります。ご都合をうかがい、日帰りの予定で出発しました。ところが、途中で車が動かなくなり、修理に時間がかかり、先生のお宅に着いたのは午前二時ごろでした。次の日は外来の当番だったので、私は病院に帰らねばなりません。先生に相談する時間はとても短いものでした。それでも先生は別れ際に、「お祈りしましょう」と言われ、祈りの最後の言葉は、「神様、柏木兄があなたの御心に沿う決断をされますように祈ります」でした。

私はその場で決断しました。淀川キリスト教病院で働かせていただこう、と。

## シシリー・ソンダース先生
### ――セント・クリストファー・ホスピス創設者――

淀川キリスト教病院で末期がん患者さんのケアを続けているうちに、私はイギリスのホスピスで研修をしたいとの思いが強くなりました。研修先として、近代ホスピスの第一号であるロンドン郊外にあるセント・クリストファー・ホスピスが頭に浮かびました。早速、ホスピス長のシシリー・ソンダース先生に研修希望の手紙を書きました。その返事はとてもショックなものでした。「これまで、何度か日本人の研修者を受け入れたが、英語でのコミュニケーションが取りづらく、日本人の研修はお断りすることにしている」というものだったからです。一瞬困惑しましたが、私はすぐに返信しました。「私は、アメリカの大学病院で三年間、精神科のレジデントをした経験があるので、英語でのコミュニケーションは可能だと思います。なんとか研修させていただけないでしょうか」と。するとすぐに「受け入れＯＫ」の返事が来ました。嬉しいお返事でした。一九七九年のことです。

二週間という短い研修でしたが、実に多くのことを学ぶことができました。

そのホスピスでは、すべてのことが患者さん中心に進められていることを実感しました。ホスピスに着いたとき、まず目に入ってきたのはユニークな病棟の形でした。とても大きな窓がジグザクに並んでいます。その理由を尋ねると、「太陽がどの方向に行っても、病室のどこかに太陽の光が差し込んでいるように」という心遣いからであるとのことでした。

廊下の壁に印象的な写真がかけてありました。トラックの荷台に載せられた、檻の中の子象とそれを見て笑っている患者の写真です。患者は動物園の飼育係で、毎日、写真の子象の世話をしていたとのこと。患者は自分が弱り、死が近いことを感じるようになったとき、ナースに「死ぬまでにもう一度子象に会いたい」と言いました。ケアチームで話し合いがもたれました。結論は、「動物園に事情を説明し、車に子象を乗せて、ホスピスまで運んで来てもらう」ということでした。幸いなことに、動物園側はその願いを受け入れてくれ、患者はホスピスで子象に会うことができたのです。

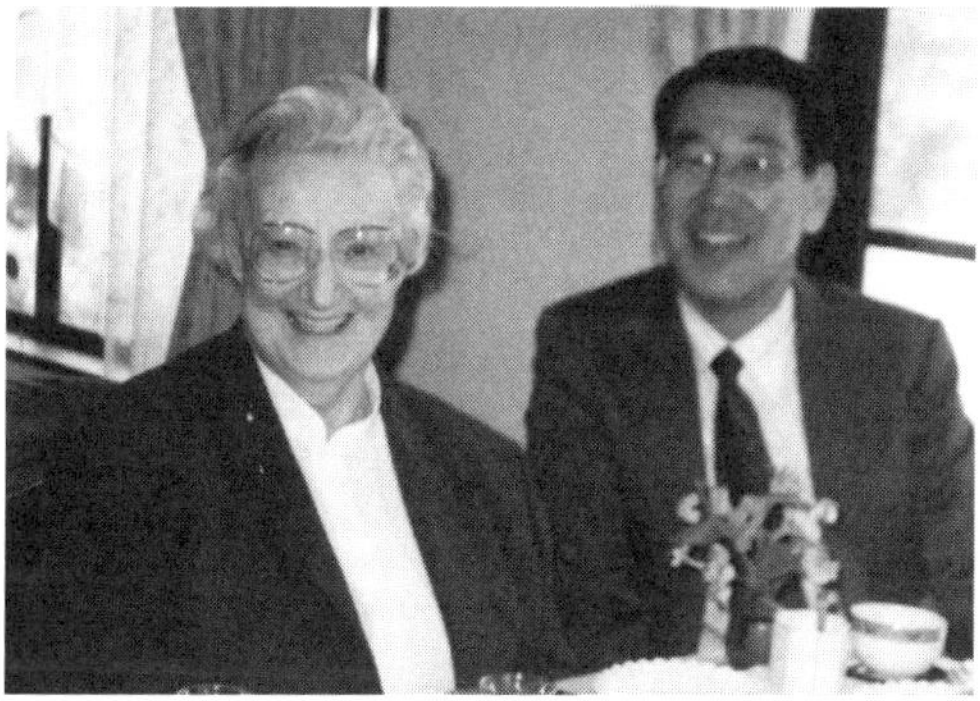

ソンダース先生は、二〇〇五年七月十四日、八十七歳で天に召されました。ご自分のホスピスでの静かな最期でした。葬儀の司式をした牧師が、博士の"I did not found hospice. Hospice found me"という言葉を紹介されました。「私がホスピスを創

ったのではありません。ホスピスが私を見いだしてくれたのです」という意味です。"found"には、創るという意味と、"find"（見いだす）の過去形としての"found"があります。彼女はこれを巧みに使って、とても重要な、意味深いことを表現されたのです。また、ソンダース先生は本や講演の中で、実に見事にホスピスケアの真髄を表現されました。有名な"Not doing, but being"（何かをすることではなく、患者のそばにいること）などは典型的な例です。

研修の最後の日に、先生は、私がクリスチャン精神科医であり、日本でホスピスケアをしたいと願っていることを知って、言われました。「もし私が癌の末期になって、強い痛みのために入院したとき、まず望むのは、最初に牧師や精神科医が来てくれることではなく、私の痛みの原因を診断し、痛みを軽減する薬剤の種類、量、投与法を判断し、それを直ちに実行してくれる医師が来てくれることです」と。

ソンダース先生のこの言葉で、私は内科一般、腫瘍学、症状のコントロールの研修をしようと決めました。四十歳の決断でした。帰国後、淀川キリスト教病院で、内科の研修と症状のコントロールの実際を経験し、一九八四年、ホスピスを開設します。

自分の仕事の意義を知り、それに情熱をもって取り組んでいる人の言葉は、人の人生を変える力をもっていることを実感するのです。

## 日野原重明先生——挑戦の人生を歩まれた医師——

聖路加国際病院名誉院長、そのほか多くの肩書きをもち、文化勲章受賞者でもある日野原重明先生は、二〇一七年、百五歳で逝去されました。先生の多方面にわたるご活躍は多くの報道により、周知のことと思います。私はホスピスと死の臨床の分野で、先生には実に多くのことを教えていただきました。ここでは、先生との個人的な交流から教えられた先生のお人柄、信条、生き方について書いてみたいと思います。

先生は「挑戦の人」でした。ある学会の後で、先生と二人で食事をする機会がありました。先生は八十代の半ばになっておられたと思います。先生が力を入れている「老人の会」について、熱心に話されました。その後、急に話題が変わり、「足が弱らないように、駅ではエレベーターに乗らずに、階段を上がっています。二段ずつ」と言われました。先生のお歳で駅の階段を二段ずつ上がるというのはかなり大変だろうと思いました。そこで私は「二段ずつというのはかなり大変だと思いますが、なぜ二段なのですか?」とお尋ねしました。先生のお答えは「挑戦です」でした。数年後、別の学会で先生にお会いし、食事を共にしたとき、食後の歓談の折に「先生、階段二段上りは、まだ続けておられますか？」と、おそるおそるお尋ねしてみました。お答えは、「もう、二段上りは無理になりました。しかし、エレベーターには乗らず、階段を一段ずつ登って上がっています。でも、最後だけは二段にします」と言われました。すかさず私は「どうして最後は二段なのですか」とお尋ねしました。お答えは「挑戦です」でした。

ある年、私が当時勤めていた病院が主催する、年に一度の院外講師に来ていただいて行う「特別講演会」に日野原先生をお招きしました。JR大阪駅近くの「中之島公会堂」がこの「特別講演会」の会場でした。

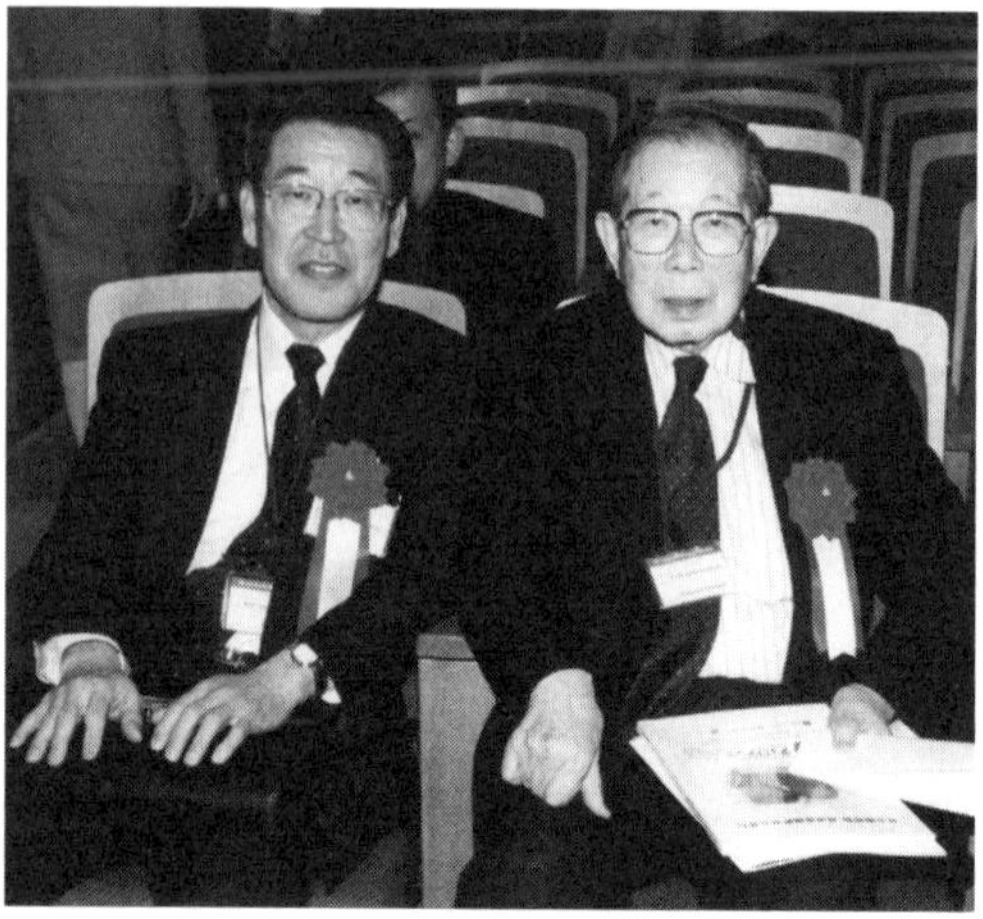

運営の責任を私が取ることになりました。日野原先生とご相談の結果、午後一時開始、主題は「全人医療」、先生の持ち時間は一時間半となりました。先生は当日夕方から、もう一つ会に出席されるとのことでした。

「JR大阪駅までお迎えに参ります」との申し出に、先生は「会場にはタクシーで参りますから、出迎えは結構です」と言われました。到着時、どなたか「付き添いの人」とご一緒であろうと思っていましたが、先生おひとりでした。大きなボストンバックを持って降りて来られたので、当然のこととして、「お荷物お持ちします」と言って、お荷物を受け取りました。その荷物の重さに、びっくり仰天しました。先生はこのときおそらく九十歳近くであられたと思います。

日野原先生は多くの会を創設されましたが、中でも有名なのが、時代を先読みした「新老人の会」です。高齢化社会を迎えている日本の老人の課題を分析する会です。私が個人的に関係しているのは、先生の呼びかけで一九九五年にスタートしたアジア太平洋ホスピスフォーラムです。イギリス、アメリカ、カナダなどが中心になって広がったホスピスケアですが、日野原先生は、インドネシア、香港、台湾、シンガポール、そのほか数か国に呼びかけて、新しいフォーラムをスタートさせておられました。アジア、太平洋地域にも「ぜひホスピスを」という強い思いを日野原先生がもっておられることを知ってはいましたが、こんなに早く、各国に連絡をし、フォーラムを日本で開催できたことは驚きでした。このフォーラムは現在も発展し、アジアのホスピス運動の土台となっています。

斬新なアイデアをもち、それを現実的な姿として実行に移される独特の行動力は、日野原先生の挑戦する人生の顕著な特徴です。

## 白方誠彌先生――ホスピス設立の強力な協力者――

白方誠彌先生は脳外科の専門医で、淀川キリスト教病院の元院長（一九七八〜九六年）でした。同病院でホスピスをスタートさせるに際し、強力な推進役でした。先生は神戸大学医学部の脳外科助教授でしたが、淀川キリスト教病院の強い希望で、院長として赴任されました。その経緯については、二〇二二年に出版された先生の著書『誰かのために生きてこそ』（幻灯舎）に詳しく述べられています。

日本で初めてのホスピスプログラムは一九七三年に淀川キリスト教病院で始まりました。末期の患者さんを医師、看護師、ソーシャルワーカー、チャプレンなどのチームでケアを始めました。白方先生はこのプログラムを院長として全面的に応援してくださいました。チームケアを続けていくうちに、私をはじめチームメンバーに、ぜひホスピス病棟が必要であるとの熱い思いが出てきました。それで私は早速、当時唯一のホスピス病棟のある聖隷ホスピス（静岡県）の見学に行きました。新病棟の一階にあるホスピスは明るく、広く、静かで、温かい雰囲気をもった素晴らしい空間であり、我が病院にもホスピス病棟をという思いが強くなりました。

見学後すぐに、白方院長に、予定されていた病院建て替え時期にあわせて、新病院の一階に〝ホスピス病棟〟を造っていただきたいとの希望を伝えた。院長は「ホスピス病棟を造ることは大賛成です。ただ、一階に造るのは難しいかもしれません。すぐ調べましょう」と言われ、新病院の設計図、杭、木槌、ひもを持って、一緒に建設予定地へ行きました。その行動の早さに私は大いに感動しました。設計図を見ながら、ホスピス病棟の予定地に杭を打ち、テープを張りました。個室二〇床のホスピス病棟には狭すぎることは明らかでした。私が「無理ですね」と言うと、白方先生はすぐさま、「ホスピス病棟は新病院の上に積み上げて造りましょう」と言われました。私にとっては想定外の発想でした。先生は「新病院は六階建てですから、その上の七階に病棟を造れば、二〇床前後のホスピス病棟ができますよ」と言われました。私は思わず、「すばらしいアイディアですね」と答えました。

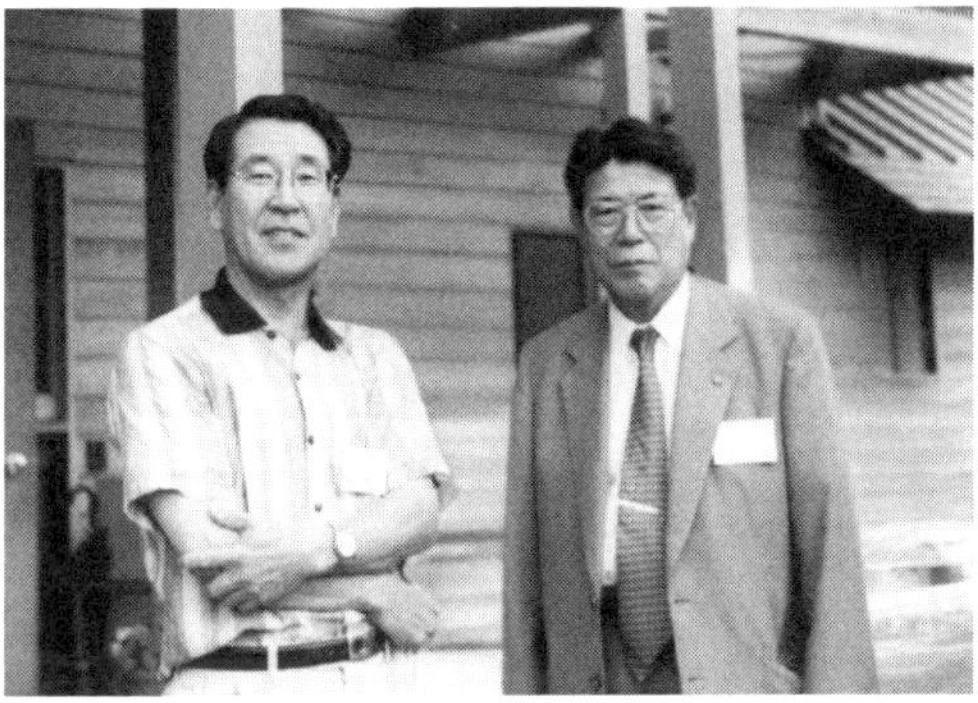

　白方先生の強力な推進のお姿についての一つのエピソードを記したいと思います。淀川キリスト教病院でホスピスケアをスタートさせた一九七三年ごろは、ホスピスを知る人はまだ多くありませんでした。ホスピス病棟を造るには理事会の承認が必要でした。理事会では、時期尚早ではないか、赤字になること

が考えられるが、それはどうするのかなどの意見が出ました。すんなりＯＫが出ると予想していたので、そうした反応に私はやや困惑しました。ここで決まらなければ前へ進めません。話し合いは続きましたが、なかなか承認という空気が感じられませんでした。しばらくの重い沈黙の時間が流れた後、白方先生が「責任を取る柏木先生が、これほど熱心に取り組んでおられるし、キリスト教病院として神様の御心に沿うものであり、時代の先駆けとなるホスピス病棟をぜひ造りたいと思います。ご賛同ください」と言われたのです。院長の熱のこもったこの一言で、理事全員が賛成することになりました。

以上のような経過で一九八四年、二三床の淀川キリスト教病院ホスピスが新病院の最上階に誕生しました。

白方先生の発案で実現したもう一つの活動を紹介します。「公益財団法人 日本ホスピス・緩和ケア研究振興財団」の設立（二〇〇〇年十二月）です。西日本で初めてのホスピスということで、多くの方々から寄付、献金をいただきました。それを日本全体のホスピスの振興のために用いるというアイデアです。そして現在、ホスピス、緩和ケア病棟は約五〇〇になりました。

私は白方先生を「アイデア、決断、信仰の人」として心から尊敬しています。

# おわりに

人生の四季、夏の終わりの四十二歳の時に出版した『人と心の理解』の改訂版を、秋が過ぎ、現在冬の真ん中の八十五歳まで生かされてきたこのときに出版させていただくことをたいへん嬉しく思っています。その間四十数年が経ちました。精神科医から働きの中心はホスピス医としての日々に変わりました。そこでの経験は患者さんとの濃密な触れ合い、人生の終焉を迎え、死を目前にされた多くの方々との厳粛で貴重な日々でした。多くの方々の人生の総決算の場に同席させていただき、厳粛な経験をしました。

そして現在の私自身は、老いの真っただ中で、死もそれほど遠くない現実の日々、人生を振り返り、天の御国を仰ぎ見つつ、たぶん最後の著書になるであろうこの改訂版を世に出す決断をしました。そのために多大なご尽力をいただいた「いのちのことば社」の長沢俊夫氏に深く感謝申し上げます。これまでも数多くの出版に関わり、私の人生に著書を出版するという貴重な役割を加えてくださいました。

私にとって最後の出版になると思う本書ですので、これまでの人生でご指導いただき、お世話になった多くの方々に、この場をお借りして心からの感謝を申し上げたいと思います。

特にこの出版企画の進行中、思わぬ病を患いましたが、私自身が長く勤務した淀川キリスト教病院に患者として十六日間入院し、脳神経外科・主治医の池田充先生およびスタッフの方々の手厚い治療と温かいケアにより快方に向かっています。

またその間、所属している石橋キリスト教会の主任牧師・船橋誠先生、副牧師の南野浩則先生、太田真実子先生と、教会員の皆様にはたいへんご心配いただき、熱きお祈りによるサポートをいただきました。心より感謝いたします。船橋誠先生にはこれまでの三十数年にわたる牧会者として、礼拝メッセージによって霊的ご指導をいただき、個人的交わりの中ではホスピス医としての働きをいつも励ましていただきました。

現在、私は長女・真紀の家族五人と同居していますが、離れて住んでいる長男・努の家族、次男・充の家族も、老いつつある私のことを何かと心配し、頻繁に訪問してくれています。

大学時代に出会ってから六十年を共にしてきた妻・道子には言い尽くせない感謝の気持ちを持っています。

皆様、本当に有難うございました。

以下のみことばを味わいながら、人生の最初から今に至るまでの長い日々を御手の中で握りしめ、ときには背負って生かしてくださった主に心からの感謝をささげたいと思います。

「胎内にいたときから担がれ、
生まれる前から運ばれた者よ。
あなたが年をとっても
わたしは同じようにする。
あなたが白髪になっても、
わたしは背負う。
わたしはそうしてきたのだ。
わたしは運ぶ。
背負って救い出す。」（イザヤ書四六章三〜四節）

二〇二五年早春

柏木哲夫

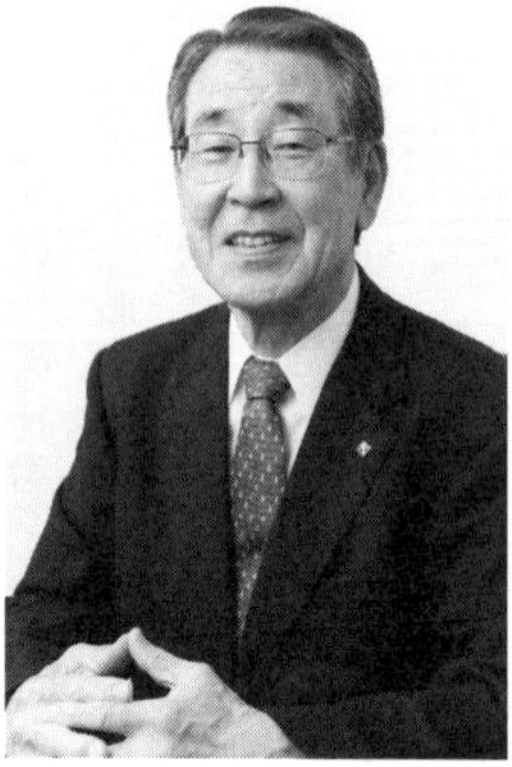

柏木哲夫（かしわぎ・てつお）

1965年大阪大学医学部卒業、同大学病院精神神経科に入局、3年間勤務の後、米国ミズリー州、ワシントン大学医学部に留学。アメリカの精神医学を研修し、同時に末期癌患者へのチーム医療を体験する。1972年帰国し、淀川キリスト教病院に精神神経科を開設。翌年日本で初めてのホスピスプログラムをスタートする。先進的な英国のセント・クリストファー病院で末期癌患者の本格的ケアの研修を受け、1984年淀川キリスト教病院に、日本で2番目のホスピスを開設し、その後2500名の癌患者への末期医療に携わる。大阪大学人間科学部で臨床死生学を担当し、また金城学院大学で学長・学院長として教育にも従事。2013年淀川キリスト教病院理事長に就任し、2018年から相談役。淀川キリスト教病院名誉ホスピス長、大阪大学名誉教授、日本ホスピス・緩和ケア研究振興財団理事長。

1965年、日本メノナイト・ブレザレン石橋キリスト教会の故 有田優牧師より受洗、現在に至るまで同教会員。

朝日社会福祉賞、保険文化賞、ヘルシーソサエティ賞、キリスト教功労者賞、日本福音功労賞等を受賞。


〈著書〉『生と死を支える』（朝日選書）、『定本 ホスピス・緩和ケア』（青海社）、『癒しのユーモア』（三輪書店）、『「死にざま」こそ人生』（朝日新書）、『恵みの軌跡』、『いのちを輝かせるもの』、『ホスピス・緩和ケアのこころと実際』（いのちのことば社）など多数。

聖書 新改訳 2017©2017 新日本聖書刊行会

# 人と心の理解

1981年 4 月 1 日　初版発行

**ニュークラシック・シリーズ**
2025年 5 月 1 日　発行

著　者　柏木哲夫

印　刷　日本ハイコム株式会社

発　行　いのちのことば社
〒164-0001 東京都中野区中野2-1-5
TEL03-5341-6920
FAX03-5341-6921
e-mail:support@wlpm.or.jp
http://www.wlpm.or.jp


ISBN 978-4-264-04580-9

## ニュークラシック・シリーズの刊行にあたって

いのちのことば社は創立以来今日まで、人々を信仰の決心に導くための書籍、信仰の養いに役立つ書籍の出版を続けてきました。このたび創立七十周年を迎えるにあたり、過去に出版された書籍の中から、「古典」と目されるものや、将来的に「古典」となると思われるものを、読者の皆様のご意見を参考にしながら厳選し、シリーズ化して順次刊行することにいたしました。聖句は原則として「聖書 新改訳2017」に差し替え、本文も必要に応じて修正します。

今の時代の人々に読んでいただきたい、今後も読み継がれていってほしいとの願いを込めて、珠玉のメッセージをお届けします。

二〇二〇年